아들 셋을
낳는 동안,
나는 다이어트의
신이 되었다

아들 셋을 낳는 동안,
나는 다이어트의 신이 되었다

다이어트가 가장 쉬웠어요

초판 1쇄 발행 ㅣ 2023년 12월 10일
초판 3쇄 발행 ㅣ 2023년 12월 15일

지은이 ㅣ 진은주
펴낸이 ㅣ 최화숙
편 집 ㅣ 유창언
펴낸곳 ㅣ **아마존북스**

등록번호 ㅣ 제1994-000059호
출판등록 ㅣ 1994. 06. 09

주소 ㅣ 서울시 마포구 성미산로2길 33(서교동) 202호
전화 ㅣ 02)335-7353~4
팩스 ㅣ 02)325-4305
이메일 ㅣ pub95@hanmail.net ㅣ pub95@naver.com

ⓒ 진은주 2023
ISBN 979-89-5775-314-9 03510
값 17,000원

다이어트가
가장
쉬웠어요

아들 셋을 낳는 동안, 나는 다이어트의 신이 되었다

진은주 지음

아마존북스

뚱뚱한 삶은 다른 세상 사람들의 이야기인 줄 알았다. 태어나서 꽃다운 나이 20대까지 엄청 날씬한 몸은 아니었지만 평범한 몸으로 살아왔었다. 결혼, 그리고 세 번의 임신과 출산으로 나의 몸은 완전히 다른 몸이 되어 있었다. 사람의 몸이 단기간에 이렇게 뚱뚱해질 수 있다니 놀라울 따름이었다. '설마 빠지겠지, 빠지겠지.' 하던 내 살들은 꿈쩍도 하지 않았다.

첫 임신과 동시에, 나는 꼭 먹으려고 임신한 것처럼 눈을 뜨면 먹기 바빴다. 내가 먹고 싶은 것은 아이가 먹고 싶어 하는 거라며 낮이고 밤이고 내 입은 쉴 새 없이 바빴다. 그런 나를 위해 남편은 사다 나르기 바빴다. 그렇게 밤낮없이 먹던 내 습관은 둘째를 출산할 때까지 이어졌다. 당시 내 체중은 75kg이었다.

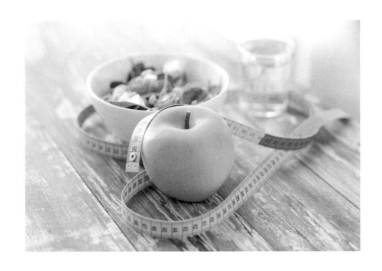

　살을 조금 빼 보려 해도 워낙 그전까지 먹어대던 습관이 있
으니 쉽지 않았다. 번번이 실패했다. 남편은 회사 일이 바빠
육아는 오롯이 내 몫이었다. 혼자 아이들을 돌보며 육아 스트
레스를 야식으로 풀었다. 점점 악순환이었다.

　몸이 거대해질수록 나의 마음은 우울해져 갔다. 맞는 옷이
없어 외출하는 것도 꺼려졌다. 거대한 배와 엉덩이를 가려 주
는 펑퍼짐한 옷이 유일한 옷이 되었다. 출산을 하고도 임산부
복을 입고 다녔다.

　옷을 사러 쇼핑을 가도 즐겁지가 않았다. 뚱뚱한 주제에 예
쁘게 입는 건 사치였다. 그저 거대한 내 배를 가려 주는 옷이
면 그만이었다. 교복처럼 똑같은 옷만 입고 다녔다. 한 번도
뚱뚱한 채 살아본 적이 없었기에 이런 삶이 적응되지 않았다.

모든 사람이 나를 비웃는 것만 같았다. 심지어 남편도 나를 멀리하는 것만 같았다. 여자로서 수치스러웠다. 자존감은 계속해서 떨어져 갔다. 살이 찌니 사람 만나는 것도 싫어졌다. 유일한 낙은 아이들 재우고 먹는 야식이었다.

그러던 어느 날, 부산의 친한 친구 결혼식을 갔다. 충격이었다. 내가 뚱뚱한 것은 알았지만 충격을 받을 만큼 뚱뚱하다는 것은 인지하지 못했다. 집에서 애만 보다 보니 비교 대상이 없었다. 오랜만에 만난 친구들과 인사하며 비교가 되었다. 내 허벅지와 친구들의 허벅지를 번갈아보았다. 그날의 충격을 아직도 잊지 못한다.

나와 비슷한 몸이었던 친구들이었다. 하지만 이제는 나와 다른 세상에 사는 사람들 같았다. 맞는 옷도 없어 임산부 옷을 입고 갔던 터라 더 비참했다. 나 빼고 다들 멋지고 예뻐 보였다.

그날의 충격으로 집으로 올라오자마자 살을 빼야겠다고 다짐했다. 그때부터 시작한 다이어트가 지금까지 이어졌다. 당시 둘째가 3살이었는데 지금 14살이 되었다.

그러던 중 셋째를 임신했다. 다이어트에 성공한 후 한창 유지하고 있을 무렵이었다. 계획한 임신이 아니었기에 당황스러웠다. 살이 찐 계기가 임신과 출산이었기에 두려웠다. 다시 또 뚱뚱해지는 것은 죽기보다 싫었다. 다행히 다이어트에 숙련되어 관리하기가 수월했다. 큰아이와 둘째 때 30킬로 가까이 늘었던 체중이 셋째 임신 때는 그때의 절반만 늘었다. 출산 후에도 원래의 무게로 돌아오기까지 오래 걸리지 않았다. 세 아이를 낳는 동안 나는 다이어트의 신이 되어 갔다.

십여 년간 다이어트를 하면서 많은 시행착오를 겪었다. 무작정 굶어도 보았고 닭가슴살과 샐러드만을 먹으며 철저하게 식단도 해 보았다. 하지만 흔히들 하는 다이어트 식단으로는 오래가지 못했다. 억지로 식단을 하다 보니 폭식이 왔고 요요가 반복되었다.

다이어트는 평생을 해야 하는데 평생 내가 할 수 있는 식단이 필요했다. 그것은 사람들이 먹는 일반식이었다. 일반식을 먹으면서도 충분히 다이어트를 할 수 있다. 무수히 나오는 다이어트 광고 속 보조식품도 필요 없다. 퍽퍽한 닭가슴살을 억지로 먹을 필요도 없다. 식욕억제제 같은 약도 필요 없다. 일반식에 약간의 운동만으로 충분히 살을 뺄 수 있다. 많은 방법으로 다이어트를 시도해 보았지만 다이어트 식단으로 평생을 살 수는 없다. 단기간에 감량할 수 있겠지만 금방 무시무시한 요요가 기다린다.

많은 엄마들이 임신과 출산으로 체중이 늘고 예전의 몸으로 다시 돌아가지 못한다. 무조건 굶고 운동하다가 다시 찌고를 반복한다. 혹은 닭가슴살과 식단으로 살을 빼다가 중도 포기하게 된다.

나는 엄마들이 좀 더 쉽고, 편안하게, 그리고 행복하게 다이어트를 할 수 있으면 좋겠다. 그리고 무조건 할 수 있다고 말해 주고 싶다. 다이어트로 인해 체중 감량뿐만 아니라 이전과는 다른 삶과 한 인간으로서 성숙해진 엄마가 될 수 있다고 얘기해 주고 싶다.

모든 이 세상의 엄마들을 응원한다. 임신과 출산 후 망가지는 몸매! 더 이상 두려워하지 말라. 완벽하게 출산 전으로 돌아갈 수 있다.

이 책은 십여 년간 나의 다이어트 시행착오와 출산 후 늘어난 뱃살과 엉덩이 살, 모든 살을 되돌리는 방법을 담았다. 나아가 엄마들이 외면뿐만 아니라 내면에도 관심을 가져 발전하는 엄마가 되었으면 더할 나위 없을 것 같다.

2023. 9. 31.

진은주

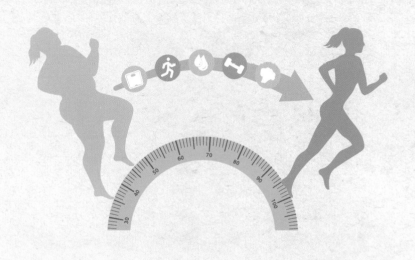

이 책을 통해 엄마들이
더욱더 건강하고 행복한 다이어트와
멋있는 엄마가 되리라 확신한다.
모든 엄마들이여! 행복하고 건강합시다.
그리고 응원합니다. 그대들은 가정의 보물입니다.

목차

3장 엄마의 다이어트는 달라야 한다

4장 D라인 다이어트는 어떻게 해야 할까?

5장 평생 가는 건강한 인생 몸매를 만들어라

1장

이렇게
살고 싶지 않아

다이어트를
시작했다

01

"너 코끼리 같아."
이게 내 모습이라고?

나는 평생 뚱뚱하게 살아 본 적이 없었다. 엄청 늘씬한 편은 아니었지만 지극히 평범한 체중의 보통 여자로 살아왔다.

그런데 임신과 출산을 반복하며, 3명의 아이를 낳은 내 몸은 완전히 다른 몸이 되었다. 먹을 것이 어찌나 땡기는지 아이가 먹고 싶은 것이라는 핑계 아닌 핑계를 대며 눈만 뜨면 먹기 바빴다. 임신하면 대부분이 겪는다는 그 흔한 입덧도 없었다. 아침에 일어나서 잠들기 직전까지 먹었다. 새벽에 자다 깨서도 감자탕이 먹고 싶으면 감자탕을 먹었다.

보통 체격의 나였기에 내가 뚱뚱하게 될 거라고는 꿈에서조차 상상해 보지 않았다. 그래서 당기면 당기는 대로 엄청나게 먹었다. 딱히 걱정은 되지 않았다. 출산하면 자연스럽게 빠지겠거니 생각했다. 나의 임신 중 일과는 먹는 것으로 시작해서 먹는 것으로 끝이 났다. 마치 먹기 위해 임신을 한 것 같았다. 임신 중이 아니면 언제 이렇게 원 없이 먹겠냐며 매일 '오늘은 무엇을 먹을까?' 생각했고, 남편도 내가 먹고 싶다는 음식을 사다 나르기 바빴다. 어쩌면 먹고 싶다고 할 때마다 불평하지 않고 사다 주는 남편을 보며 사랑을 확인하곤 했던 것 같다.

어느덧 첫 아이를 출산하게 되었다. 모유 수유를 해서인지 생각보다 살이 잘 빠졌다. 출산 전의 몸무게로 완전히 돌아오진 않았지만 뚱뚱한 정도는 아니었다. 문제는 '배'였다. 바람 빠진 풍선처럼 흉측했다. 그래도 첫 아이라 그렇게까지 늘어나진 않았다.

첫 아이가 돌이 될 무렵, 둘째가 들어선 것을 알게 되었고 그때부터 또 엄청나게 열심히 먹었다. 첫째 때도 잘 빠졌으니 둘째 때도 그럴 것으로 생각했다. 둘째 때는 이상하게 인스턴트 음식이 당겼다. 라면, 치킨, 탄산, 분식 등 고칼로리를 많이 먹었고, 그래서인지 첫 아이 때 보다 체중도 많이 늘었다. 바람 빠진 풍선 같던 내 배는 이미 늘어졌던 경험으로 가속도가 붙어 미친 듯이 부풀어 올랐다.

53kg이었던 내가 둘째 임신 후 75kg까지 체중이 늘었고 아

이를 출산하자 정확히 아이 몸무게와 양수 무게인 5kg만 빠지고 70kg이 되었다. 충격적이었다. 심각성을 느끼고 나름대로 먹는 것을 줄여 보는 시도를 하였으나 연달아 임신한 덕분에 늘어난 내 몸속의 위는 더 달라며 아우성쳤다.

게다가 연년생 아들 둘을 홀로 키우다 보니 내 몸을 돌볼 시간이 없었다. 당시 남편은 회사 일로 너무나 바빴기에 육아는 모두 내 차지였고, 하루 종일 아이들에게 시달리다가 모두가 잠든 밤이 되어서야 쉴 수 있었다. 밤마다 먹고 싶었던 야식을 먹으며 육아 스트레스를 풀었다. 밤은 오롯이 나 혼자만의 시간이었다. 그 시간을 즐기고 싶어 하루, 이틀 먹던 야식이 어느 순간 내 단조로운 일상에 너무나 큰 보상이 되었고 내게 위로가 되어 주었다. 가뜩이나 출산 후 늘어난 체중에 야식이 더해지면서 그렇게 내 몸은 점점 더 거대해져 갔다.

늘어난 체중만큼 우울증도 깊어졌다. 고향이 부산인 나는 결혼과 함께 경기도 수원에 거주했다. 친정이 멀어 도움받을 곳도, 친구도 없었기에 아이들은 너무나 예뻤지만 홀로 외로웠고 우울했다. 신랑이 있다 해도 일 때문에 바빠 얘기를 나눌 시간조차 없었다. 홀로 외딴섬에 떨어진 것만 같았다. 집 베란다 앞이 기찻길이었는데 하루 서너 번 부산으로 향하는 무궁화행 기차를 보면서 '나도 부산에 가고 싶다'며 눈물을 훔친 적도 많았다. 그때는 그게 우울증인 줄 몰랐다. 그저 힘들어서 그런가 보다 생각했다.

 내가 외출할 때는 대부분 아이 예방 접종이나 장을 보러 갈 때뿐, 누군가를 만나도 엄마들을 만나다 보니 편한 옷차림으로 다녔다. 늘 엉덩이와 배가 가려지는 펑퍼짐한 옷에 고무줄 바지를 입었다. 연년생 두 아들을 붙들고 다니려면 예쁜 옷은 포기해야 했다. 튀어나온 배와 엉덩이를 가려 주면 그게 최고의 옷이었다. 출산 후에도 임부복(임산부가 입는 옷)을 입고 다녔다. 부풀어진 배로 인해 일반인의 옷은 맞지 않았다.

 그때쯤 부산에 계신 친정아버지가 아프셔서 치료를 하러 서울에 있는 병원을 자주 오셨다. 서울에 오실 때면 수원인 우리 집으로 종종 오곤 하였는데 그때마다 걱정스러운 듯 나를 보며 살을 좀 빼야 하지 않느냐고 하셨다. 내 몸이 마치 코끼리 같다며.

 평소 아버지는 정말 무뚝뚝하고 좀처럼 말이 없는 편이었는데, 당시 내가 얼마나 심각해 보였으면 그런 말을 하셨을까? 가족이라 그런 것인지 아빠에게 코끼리 같단 말을 들어도 크게 충격받지 않았다.

 '그래 출산 후 살 안 찐 사람이 어디 있겠어? 그리고 애 엄마가 좀 찌면 어때? 언젠가 빠지겠지 뭐'라고 대수롭지 않게 생각했다. 일단 육아에 지친 내 몸을 돌보는 것이 더 시급했다. 지칠 대로 지친 상태에서 다이어트는 그저 사치였다.

02

결혼식장 충격적인 친구들의 말,
"너 왜 이렇게 뚱뚱해?"

자신을 완전히 받아들이는 것이야말로 가장 두려운 일이다.

-칼 구스타프 융

남편과 나는 둘 다 부산이 고향이다. 부산에서 만나 연애를 시작했고, 얼마 지나지 않아 남편은 직장 문제로 경기도로 올라가야 했다.

떨어지기 싫었던 우리는 짧은 연애 기간이었지만 결혼을 결심했고, 곧 결혼했다. 그렇게 고향을 떠나 경기도 수원에서 신혼을 시작했다. 얼마 지나지 않아 첫 아이가 생겼고 그 무렵 남편도 승진 공부와 함께 많이 바빠지기 시작했다. 바쁜 와중에도 남편은 아이와 나를 살뜰히 챙겼고 사랑스러운 아기와 든든한 남편 속에서 나는 세상에서 제일 행복한 여자였다.

그 후 1년 뒤 둘째가 태어났고 반복된 임신과 출산을 겪으며 내 몸은 남편과 연애할 때의 몸과는 완전히 달라져 버렸다. 그래서일까? 남편도 조금씩 나를 멀리하기 시작했다. 내 몸에는 손도 대지 않았고 밤에도 가까이 오지 않았다. 분명 첫째 임신 때까지만 해도 먹고 싶은 것 다 사다주면서 챙겨주던 남편이었는데 무엇이 달랐던 것일까?

여자로서 자존심이 조금 상했지만, 내색은 하지 못했다. 말하기엔 좀스럽고, 그렇다고 말하지 않기에는 속상했다. 무언가 변화가 필요했다. 하지만 아직 어린 연년생 아들 둘을 키우느라 눈코 뜰 새 없이 바빠서 집에서 내가 할 수 있는 방법은 없었다.

그저 마음속에 다이어트에 대한 갈망을 조금씩 심어 놓던 중 내게 큰 사건이 일어났다. 부산 고향친구가 결혼을 한다는 것이다. 오랜만에 친구들을 만난다는 생각에 들뜬 마음은 가라앉질 않았다. 결혼식 당일, 무엇을 입고 가야 할지 옷을 고르다가 나는 망연자실했다. 정말이지 맞는 옷이 하나도 없었다. 고무줄 바지에 헐렁한 옷을 입고 갈 수는 없었다. 오랜만에 친구들 모임이라 예쁘게 하고 가고 싶은데 모든 옷이 허벅지에서 막혀 들어가지가 않았다. 문득 얼마 전 아빠가 '코끼리 같아'라고 한 말이 떠올랐다. 정말로 코끼리가 되어 버린 느낌이었다. 예쁜 옷이 아니라 내 몸에 맞는 옷을 찾아야 했다.

그렇게 찾은 옷이 바로 '임부복'이었다. 임부복 중에서도 나름 정장 느낌의 예쁜 옷이었다. 씁쓸했지만 임부복이라도 입을 것이 있는 게 어디냐며, 긍정적으로 생각하고 아들 둘을 데리고 설레는 마음으로 결혼식장으로 향했다.

오랜만에 고향 친구들을 만나니 얼마나 반갑고 좋았던지 재잘재잘 그간 있었던 이야기들을 하며 즐겁게 시간을 보냈다. 그런 기쁜 마음 와중에 불쑥불쑥 들어오는 질문들. 보는 친구들마다 "어머 은주야 살이 왜 이렇게 쪘어?", "은주 날씬했는데 많이 변했네." 등 한마디씩 했다. 질문인 듯 질문 아닌 팩트 폭격이었다. 친구들뿐 아니라 친구 부모님들까지 내 몸에 대해 한마디씩 했다. 어릴 때부터 친구라 부모님들도 나를 잘 알고 있었고, 다들 변한 내 모습이 적응이 안 되는 듯했다. 계속 그런 말들을 듣다 보니 '내가 그렇게 살이 많이 쪘나?' 싶기도 했다. 그동안 집에만 있었기에 비교 대상이 없었고 내가 그렇게까지 뚱뚱하다는 자각을 하지 못했다.

그러다 오랜만에 온 결혼식장에서 하나같이 예쁘게 꾸미고 온 친구들을 보니 나하고 너무나 비교가 되었다. 친구들의 몸과 내 몸을 비교해 보니 그제야 '아, 내가 살이 많이 찌긴 했구나.' 하고 완벽하게 인지가 되었다.

그도 그럴 것이 친구들은 이제야 결혼식을 올리거나 미혼인 친구들이 대부분이었고 나는 일찍 결혼해서 아이 둘을 낳아 완전히 다른 몸이었다. 실은 그렇게 비교하면 안 되는 것이었다. 어떻게 미혼의 몸과 출산한 몸이 같을 수 있을까? 내 딴에는 '임부복이 어때서'라며 긍정적으로 생각하고 나름대로 예쁘다고 생각하며 갔지만 결혼식장에서 와르르 무너져 내렸다.

대망의 단체 사진 시간! 남녀 통틀어서 내가 제일 뚱뚱한 것 같았다. 안 그래도 살찐 몸에 부한 임부복을 입으니 더 뚱뚱해 보였다. 멋진 선남선녀들 사이에 끼인 초라하고 뚱뚱한 아줌마! 그게 나였다.

그날 나는 밥이 코로 들어가는지 입으로 들어가는지도 모른 채 음식을 쑤셔 넣으며 그저 비참한 생각뿐이었다. 이런 상황에서도 배가 고프다는 것이 참 우습게도 현실이었다.

육아를 하며 내 몸을 돌보지 않은지 벌써 5년. 큰아이가 5살, 둘째가 3살이었다. 그때까지 나는 두 아이 모두 기관에 보내지 않고 혼자서 다 케어를 하고 있었다. 그러니 더더욱 내 몸을 돌볼 여력이 없었다. 아이들과의 시간은 행복했고 좋았지만 이제 나만의 시간을 확보할 필요가 있었다. 아쉽지만 아이들 케어를 하면서는 다이어트를 할 수 없을 것 같아 독하게 마음먹었다. 내 시간을 조금이라도 확보하기 위해 그 길로 바

로 유치원과 어린이집을 알아봤다. 그때 내 몸무게 75kg. 내
인생의 첫 변화가 시작되었다.

30일, 내 몸 되찾기
프로젝트를 시작하다

"그래 결심했어. 무조건 살 빼서 꼭 보여 주고 말 거야!"

부산의 친구 결혼식장을 다녀온 후 큰 충격을 받고 헬스장을 곧바로 등록했다. 일단 헬스장을 등록하기는 했는데 다이어트를 태어나서 단 한 번도 해본 적이 없어서 어떤 식으로 진행해야 할지 감이 안 잡혔다. '그저 운동하고 덜 먹으면 되는 건가?'라는 단순한 생각만 가지고 일단 아이들을 유치원과 어린이집으로 등원시킨 후 바로 헬스장으로 갔다.

처음 헬스장을 가서 나는 놀라움을 금치 못했다. 등록한 헬스장이 우리 동네에서는 제법 규모가 있는 헬스장이었는데 사람들이 이렇게나 열심히 운동하는지 그날에서야 처음 알았다. 아주머니들과 여자분들이 완전 시장통처럼 바글바글했다.

'우와~ 정말 굉장하다!' 적지 않은 충격을 받았고 활기찬 분위기와 좋은 느낌의 에너지가 느껴졌다. 열심히 운동하는 사람들을 보니 뭔가 나도 열심히 하고 싶고 열정이 마구 솟아올랐다.

운동 방법을 전혀 몰라서 헬스트레이너분께 여쭈어 헬스기구 사용법을 숙지했다. PT 등록은 하지 않았지만(사실 나는 그 당시 PT가 뭔지도 몰랐다) 헬스장 트레이너님이 기구 숙지법 정도는 친절하게 알려 주었다. 혼자 우물쭈물 헬스장 기구로 운동을 하고 있는데 옆쪽을 보니 어떤 공간에서 사람들이 단체로 사이클을 타고 있었다. 자세히 보니 무슨 클럽처럼 신나는 음악에 사이클 위에서 춤을 추듯 율동하며 운동을 하고 있었다. '우와 저건 무슨 운동이지? 나도 해보고 싶다'라는 생각이 저절로 들었다. 에너지가 굉장했다.

카운터로 가서 곧바로 무슨 운동인지 물어봤더니 '스피닝'이라는 운동이라고 했다. 추가 요금을 내면 바로 이용할 수 있다고 했다. 곧바로 나는 추가 요금을 내고 스피닝을 등록했다. 집에서 애만 보다가 새로운 세상을 접하니 신세계가 따로 없었다. 뭔가 새롭게 시작한다는 느낌도 좋았다. 그날 밤 설렘을 안고 잠이 들었다.

일단 헬스장을 등록했고 스피닝까지 추가로 등록했다. 나는 다이어트가 처음인지라 어떻게 목표를 정해야 할지 감이 안 잡혔다. 헬스장을 한 달 등록했으니 일단 한 달간은 죽어라 살을 빼 보기로 했다. 당시 체중이 75킬로 정도였다. 충격이 너무 컸던지라 다이어트에 관한 내 열정과 의욕은 엄청났다. 헬스장은 물론이고 아이들을 재우고 밤 12시에도 나와 집 앞 공원을 무작정 뛰기도 하였다. 그렇게 매일 독하게 이 악물고 '그래 내가 살 빼고야 만다.', '다시는 뚱뚱해지지 않을 거야.'라고 다짐했다.

드디어 스피닝 첫 수업 날! 선생님은 나보다 조금 나이가 있는 여자 선생님이었는데 카리스마가 장난 아니었다. 처음 왔다고 하니 싸이클 타는 방법과 동작에 대해 친절하게 설명해 주었다. 신나는 음악이 나오고 선생님의 동작에 맞춰 열심히 싸이클을 돌리고 음악에 맞춰 춤도 추고 율동하였다. 회원은 30명으로 이루어져 있었는데 단체로 기합 소리를 내면 공간이 울릴 정도로 우렁찼다.

그 순간 '우와 바로 이거다' 싶었다. 정말이지 너무너무 재밌었고 그간의 육아 스트레스가 모두 사라지는 마법 같은 경험을 했다. 스피닝을 탈 때만큼은 아드레날린이 분출되고 신이 나서 기분이 막막 업되었다. 50분 수업이 규정인데 선생님도 운동에 대한 열정이 넘쳐 1시간을 넘게 수업을 해주었다.

나는 스피닝 선생님으로부터 싸이클 위에서 할 수 있는 근력운동 방법과 여러 가지 운동법을 배웠다. 정말 좋은 선생님을 만난 것이었다. 한 시간 남짓 운동이 끝나면 내 몸은 그야 말로 물에 빠진 생쥐처럼 옷이 홀딱 다 젖었다. 땀을 빼고 나면 그렇게 개운하고 기분이 좋을 수가 없었다. 모든 스트레스와 불필요한 감정 찌꺼기들이 땀으로 배출되는 것 같았다. 그 행복감이 지금까지 운동을 지속할 수 있는 힘을 주었다. 그렇게 나는 운동하는 여자의 길로 들어서게 되었다.

운동을 처음 한다면 처음부터 지루한 기구보다는 재미있고 매일 할 수 있는 것으로 시작해 보자. 꼭 스피닝이 아니라도 좋다. 운동 종류는 많다. 필라테스, 요가, 수영, 복싱, 크로스핏, 주짓수, 테니스 등 그중에서 나와 잘 맞을 것 같은 운동을 골라서 무엇이든 시작해 보길 바란다.

만일 어린 아기가 있어 센터에서 운동할 수 없다면 집에서 하는 운동(홈 트레이닝)도 좋다. 십여 년 전에는 유튜브가 지금처럼 활성화되어 있지 않아 집에서 운동한다는 건 상상을 못해 봤다. 요즘은 집에서도 따라 하기 쉽게 영상이 잘 되어 있어 홈트로도 쉽게 다이어트를 할 수 있다.

스피닝을 등록한 날부터 비가 오나 눈이 오나 헬스장으로 출근했다. 실내라 날씨의 영향을 받지 않았다. 운동에 재미를 붙이니 내 몸에 살들도 조금씩 빠지기 시작했다. 살이 빠진다는 것이 느껴지니 더 열심히 운동하게 되는 선순환이 이어졌다. 만일 친구 결혼식장에 가지 않았더라면 나는 충격을 받지 않았을 것이다. 그리고 아이들을 유치원과 어린이집에 보내면서까지 헬스장 등록도 하지 않았을 것 같다. 충격요법이 제대로 통했다.

혹시 마음은 다이어트 의지가 굴뚝같은데 실행력이 부족하다면 내가 충격을 받은 것처럼 날씬한 무리에 한 번 끼어보길 권한다. 다이어트 모임도 좋고 그냥 일반 모임도 좋다. 나는 그동안 집에만 있어 비교 대상이 없었다. 그래서 내가 그렇게 뚱뚱하다는 것을 인지하지 못했다. 결혼식장에서 옆에 앉은 친구 허벅지와 내 허벅지를 보는 순간 비교가 확 되었다. 어느 정도 살이 쪘다는 것은 알고 있었지만, 눈으로 확인이 되는 순간 내 마음에 불덩이가 들어왔다.

본인이 어느 정도 체중이 많이 나가서 감량해야 하는 것을 알고 있지만 잘 안 되거나 힘든 분들! 무조건 밖으로 나가서 내 몸과 다른 사람의 몸을 눈으로 확인해 보면 좋겠다. 대놓고 보라는 것이 아니다. 신발 살 때가 되면 다른 사람 신발만 눈에 들어오는 경험을 해봤을 것이다. 지나가면서 날씬한 여자 분과 내 몸을 비교해 보면 '아 정말 살 빼야겠구나.'라고 생생하게 느낄 수 있다. 이런 감정들이 쌓이면 강력하게 실행할 것이라고 믿는다.

자! 집에만 있지 말고 일단 밖으로 나가 보자!

일단 시작해 보면 방법은 저절로 떠오르기 마련입니다. 시작하세요. 열정이 따라옵니다.

딱 한 달만
참아 보자

내 목표는 30일. 딱 한 달이었다. 한 달간은 죽어라 해보자는 다짐과 함께 매일 헬스장에 다니고 주말에도 운동을 했다.

꿈쩍도 하지 않을 것 같았던 체중도 조금씩 움직이기 시작했고 한 달 정도 되자 7킬로 감량에 성공했다. 지금은 매일 운동하지 않지만, 그 당시엔 독기가 강했다.

그 첫 번째 방법이 매일 운동하기였다. 스피닝에 재미가 붙었었고 집에만 있다가 나오니까 내게 헬스장은 살 빼러 가는 곳이 아니라 스트레스를 풀러 가는 곳이 되었다. 아이들 등원시키고 나는 매일 설레는 기분으로 센터를 향했다.

식단 같은 건 해야 하는지도 몰랐고 다이어트할 때는 무엇을 먹어야 하는지 정말 아주 기초적인 것도 몰랐다. 처음엔

그저 야식을 안 먹는 것으로 시작했고 빵, 라면, 인스턴트 등 가리지 않고 먹었다. 워낙에 첫 임신 때부터 밤낮으로 먹는 생활을 해왔고 위가 늘어나 먹는 양도 상당했었다. 그래서일까? 먹는 양을 조금만 줄였을 뿐인데 초반에는 상당히 많은 감량을 할 수 있었다.

처음 다이어트를 시작할 때 너무 무리하게 먹는 양을 줄이기보다는 평소 먹는 양의 1/3 정도만 줄여도 감량에 성공할 수 있다. 제일 중요한 것은 야식이다. 잠들기 직전에 먹는 것은 100% 살로 다 간다. 건강에도 아주 좋지 않다. 평소보다 먹는 것을 조금 줄이고 야식 참기! 그리고 운동 병행하기! 이렇게 딱 한 달간만 해보자. 초반에는 이렇게만 해도 많은 감량을 하게 될 것이다. 무리하게 줄이지 않아도 된다.

평소의 습관을 조금만 바꿔 줘도 큰 변화가 있는 시기가 다이어트 초반이다. 한 달간의 노력으로 성과가 있으면 그다음부터는 누가 시키지 않아도 운동하고 야식을 참으며 조절하게 된다. 행여나 작심삼일로 끝나더라도 포기하지 말자. 다시 다음 날부터 양을 줄이고 또 운동하고 덜 먹으면 된다. 실패도 하면서 결국에는 조절하는 습관으로 바뀌기 시작한다.

헬스장은 집에서 가까운 곳을 등록하는 것이 좋다. 초반에는 자극이 많이 필요하다. 사람이 적은 곳보다 북적거리는 곳을 선택하자. 지금의 나는 사람 없는 시간대에 조용히 혼자 운동하는 깃을 선호하지만 처음 운동을 시작했을 때는 헬스장에 사람이 많아서 좋았다. 그 북적거림 속에 좋은 에너지가 느껴졌다. 그리고 운동하고 있는 사람들을 보며 자극을 많이 느꼈다. '아 나도 저렇게 열심히 해야지'라는 동기부여가 저절로 생겼다.

비교적 대형 헬스장이 회원 수가 많다. 근력 기구들이 많이 배치되어 있고 GX 프로그램(단체로 함께 하는 운동)이 잘 되어 있어 회원들이 많다. 매일 헬스장으로 출근하다 보면 자연스럽게 열심히 운동하는 회원 분들과 인사도 주고받게 된다. 내가 다닌 헬스장의 경우 스피닝 회원들끼리 매달 한 달에 한 번 식사를 함께했다.

하루는 내 또래인 줄 알고 스피닝 회원 분과 이런저런 대화를 하다가 나이를 알게 되었는데 세상에! 나보다 한참 위인 언니였다. 날씬해서 그런지 아가씨 같았다. 그때의 놀라움이란! 그 언니를 보며 '나도 정말 열심히 운동하고 관리해야겠다.'라고 또 한번의 다짐을 하였다.

헬스장에는 아줌마지만 날씬한 엄마들이 정말 많다. 운동을 게을리 할 수가 없다. 저절로 동기부여가 된다. 그러니 처음에는 회원 수가 많은 헬스장을 등록하자. 그리고 한 달간은 죽어라 해보자!

나는 태생이 게으르고 의지박약인 여자다. 어떤 계기로 충격을 받는다든지 동기부여가 지속적으로 유입되어야 활동할 수 있는 에너지가 생긴다. 지금은 다이어트 성공 후 유지를 잘하고 있지만 이렇게 되기까지 그동안 실패도 참 많이 했고 요요도 몇 번 왔었다. 중간에 실패해도 괜찮다. 다시 또 시작하면 된다.

아래 다이어트 명언을 보며 지속하는 힘을 키우자.

《다이어트 명언》

▶ 하얀 음식은 독이다.

▶ 몸매가 패션이고 몸이 스타일이다.

▶ 20분만 움직여라. 남편이 바뀐다.

▶ 세상의 변화된 시선과 대우를 꿈꾸어라. 그 꿈을 현실로 만들어라.

▶ 하루에 3분 거울 앞에서 냉철한 자기관리의 시간을 가져라.

▶ 인생은 살이 쪘을 때와 안 쪘을 때로 나눠진다.

▶ 먹어라. 세상은 네가 돼지가 되든 말든 상관 안 하지만 후회는 할 것이다. 세상에서 가장 안전한 성형은 다이어트다.

05
다이어트만 했을 뿐인데
TV 출연하다

　다이어트를 시작하고 2년이 지났을 무렵, 나는 결혼 전의 미혼일 때보다 더 날씬하고 탄탄한 몸으로 탈바꿈했다. 체중은 결혼 전이나 다이어트 성공 후였을 때나 크게 다르지 않았다. 출산 전의 몸무게로 돌아간 것만으로도 좋았다. 무엇보다 몸매 자체가 달라졌다.

　결혼 전에 내가 한 운동이라고는 숨쉬기 운동뿐이었다. 더군다나 근력운동은 전혀 하지 않았었다. 근력운동을 한 몸과 하지 않은 몸은 겉으로 보기에도 확연히 차이가 난다. 확실히 더 탄탄하고 몸이 예쁘다.

　나는 다이어트 성공 후 자신감이 하늘을 찔렀다. 내 몸에 자신감이 생기니 누구에게든 자랑하고 싶었고 나를 드러내고 싶었다. 운동할 때는 예쁜 운동복을 입고 사진을 찍어 SNS에 올리기도 했다. 운동하는 사람들은 공감할 것이다. 몸이 변화되고 자신감이 생기면 몸 자랑이 하고 싶어진다. 바디프로필을 찍어 보지는 않았지만, 사람들이 바디프로필을 찍는 이유도 아마 비슷한 이유일 것으로 여겨진다.

그러던 중 다이어트 성공 사례자를 찾는다는 MBC 방송공고를 우연히 보게 되었다. 지금은 종영했지만 '파워매거진'이라는 프로였던 것 같다. 촬영을 하게 되면 출연료도 준다는 말에 나는 바로 신청을 했다. 한 번도 방송을 해본 적은 없었지만 좋은 경험이 될 것 같았다. 며칠 후에 연락을 준다고 하여 기다렸다. 연락이 안 올까 봐 애가 많이 탔다. 그리고 며칠 뒤 연락이 왔다! 얼마나 기뻤는지 모른다.

촬영 내용은 내가 운동하는 장면과 다이어트 성공하기까지 나의 식단, 요리해서 아이들과 음식을 먹고 인터뷰를 하는 내용이었다. 촬영 내내 떨렸는데 PD님들과 작가님들이 잘 설명해 주고 안내해 주어 쉽게 촬영할 수 있었다. 처음 촬영을 하고 너무 신기하고 좋아서 온 동네방네 떠들고 다녔던 것 같다. 며칠 뒤 방송이 되자 여기저기 지인들에게서 연락이 왔다. 왠지 유명인이 된 기분이었다. 그때는 정말로 행복했고 내 자신이 너무 뿌듯했다. 이날의 방송을 계기로 인연이 이어져 지금까지도 여러 방송사에서 다이어트 촬영을 하고 있다.

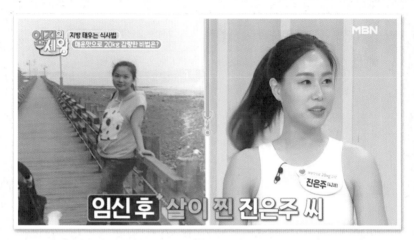

〈사진 1〉 임신 후 살이 찐 모습   〈사진 2〉 다이어트 성공 후 방송 출연

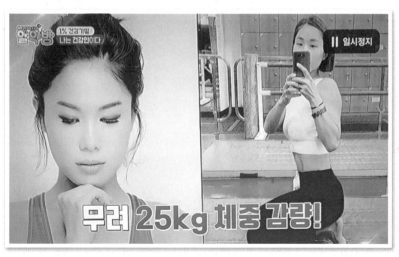

〈사진 3〉 해마다 다이어트 TV프로그램을 촬영하고 있다.

촬영 내용은 대부분 비슷하다. 그렇게 차곡차곡 십여 년간 촬영을 했다. 2008년~2023년까지 내가 출연했던 프로그램이 제법 많다.

MBC 생방송 오늘아침, 기분좋은날, 생방송 오늘저녁, 파워매거진

SBS 생방송 투데이, 생생정보,

KBS 다큐온, 생생정보, 굿모닝 대한민국

MBN 엄지의 제왕, 특집다큐 H, 천기누설, 굿모닝MBN, 생생정보마당, 알약방

TV조선 더 위대한 유산, 소문난 건강법, 만물상, 스위치

OBS 경이로운 세상

채널A 나는 몸신이다, 28청춘

JTBC 위대한 식탁, 굿모닝 라이프

2023.1.22. 동아일보 〈양종구의 100세 시대 건강법〉

광고: 기업은행 광고(에어로빅 신)

　　　휴앤 케어 광고(살균 소독제)

홈쇼핑 GS, 롯데, 농협 시연모델 인터뷰광고 등이다.

방송이라는 이름으로 저장된 비디오에는 우리 아이들 모습도 기록되어 있다. 지금은 다 커버린 우리 아이들의 어릴 때 모습들이 생생하게 촬영되어 있어 가끔 영상을 찾아본다. 아이들을 찍은 영상은 있어도 나와 아이들이 함께 나온 영상은 거의 없다 보니 추억이 떠오를 때면 종종 꺼내 본다. 내 과거 모습을 보면 새롭기도 하고 신선하다. '내가 그땐 저랬구나.' 싶기도 하다.

만일 다이어트에 성공했다면 방송 출연을 한번쯤 경험해 보길 추천한다. '레몬테라스'라는 네이버 카페가 있는데 종종 공고가 올라온다. 방송이 나가고 주위에서 멋지고 대단하다란 말을 많이 들었다. 자존감도 올라가고 스스로가 대견스럽다. 한 번 방송 출연하면 이것이 인연이 되어 계속 이어질 수 있다. 세상에 얼마나 많은 사람들이 다이어트에 성공했을까? 분명 많을 것이다. 다만 방송국에서는 그 사람을 모른다. 먼저 나를 드러내야 한다. 그래야 계속 나를 찾아온다.

나는 방송출연을 계기로 광고 촬영에도 도전을 했다. 프로필 사진을 찍어서 광고 에이전시에 프로필을 돌렸다. 내 프로필을 보고 광고 에이전시에서 연락이 왔다. 운이 참 좋았다. 기업은행 광고를 찍을 수 있었다. 에어로빅을 하는 운동 신이었다. 2년 전에도 광고 한편을 찍었다. 살충제 광고였다.

광고는 또 다른 새로운 경험이었다. 일반 방송과는 현장 분

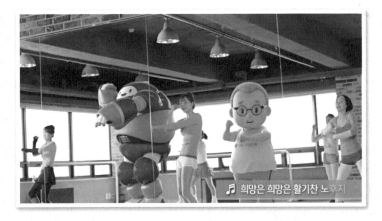

〈사진 4〉 다이어트 후 '기업은행' 광고촬영을 하였다(오른쪽 파란 옷).

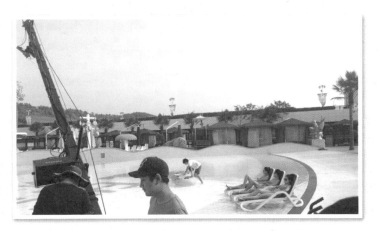

〈사진 5〉 GS 홈쇼핑 워터파크 촬영

위기가 완전히 달랐다. 신나는 음악이 있었고 촬영시간도 짧았다. 페이도 좋았다. 광고뿐 아니라 기업 홍보영상 등 여러 가지 촬영을 했다. 홈쇼핑 시연모델과 다큐멘터리 재연도 했다. 모든 촬영들이 너무 재밌었다. 매번 새로운 사람을 만나고 새로운 장소를 갔다. 새로운 경험을 좋아하는 내 성향과 너무 잘 맞았다.

　이런 모든 다양한 경험들이 다이어트에 성공했기에 가능한 일이었다. 다이어트 성공 후 자존감이 올라가니 무엇을 하든 다 잘 될 것 같았다. 학부모 모임을 가더라도 명품백이 필요가 없다. 명품백이 없어도 기가 죽지 않았고 당당했다. 착 달라붙는 옷을 입고 가면 내가 명품이 된 기분이었다. 명품 가방을 아무리 들어도 내가 쭈구리면 아무 소용없다. 내가 명품이 되어야 내 가치가 올라간다. 다이어트는 건강뿐 아니라 내면의 건강도 가져다주었다.

　뚱뚱하게 몇 년을 살다가 몸이 바뀌니깐 항상 우울하고 무기력했던 내가 긍정적으로 변하자 좋은 기회들이 따라왔다. 긍정 기운은 긍정을 불러들이는 법이다. 두 번 다시 뚱뚱해지고 싶지 않았다. 그래서 더 열심히 운동하고 관리했다. 운동을 하지 않으면 좀이 쑤셨다.

　운동을 하게 되면 일단 몸에서 좋은 호르몬이 나온다. 굳어있던 뇌도 발달한다. 그리고 확실히 천천히 늙는다. 노화방지에도 좋다. 최고의 성형이기도 하고 피부미용에도 좋다.

운동하는 사람은 뭔가 생기가 있어 보이고 특유의 좋은 에너지가 느껴진다. 너무 과하게 하는 운동이 아니라면 운동은 단점이 없다. 나중에 아이들에게 짐이 되지 않기 위해서라도 해야 한다. 100세 시대인 만큼 건강관리는 필수이고 그중 돈 안 들이고 관리하는 최고의 방법은 운동이다.

간혹 잘못된 상식을 얘기하는 사람들이 있다. 운동을 한번 시작하면 평생 해야 한다며 처음부터 시작 자체를 하지 말아야 한다는 주장이다. 당연히 나이가 들수록 체력이 떨어지고 근육이 줄어드니 매일 꾸준히 해야 한다. 이상한 논리로 운동을 피하지 말자. 체력은 덤으로 따라온다.

다이어트에도 운동은 필수이다. 식단 조절만으로 감량하는 분들도 있는데 운동을 병행하면서 다이어트하는 몸과는 차원이 다르다. 탄탄하고 몸매도 예쁘게 빠진다. 운동이 빠진 다이어트는 축 처진 살에 보기 흉하다. 요요도 쉽게 온다.

매번 여름이 오면 축 늘어진 팔뚝살 때문에 민소매 옷은 엄두도 못 내지 않았는가? 축 늘어진 뱃살을 가리기 위해 무조건 펑퍼짐한 티셔츠만 입고 있지는 않은가? 본인은 모르겠지만 가리려고 할수록 더 티가 난다.

나는 다 보인다. 운동을 한 몸이랑 하지 않은 몸은 옷을 입었을 때도 확연하게 태가 다르다. 의류 판매 알바를 잠깐 했던 적이 있는데 뚱뚱한 손님들은 한결같이 옷의 디자인을 보지 않았다. 입어 보지도 않고 무조건 큰 사이즈를 구입한 후 서둘러 나가기 바빴다. 예쁜 옷을 사고 싶은 심리는 모두 같겠지만 아마도 쑥스럽고 민망해서 그럴 것이라 생각한다. 나도 뚱뚱했을 땐 가리기 급했고 무조건 큰 사이즈만 샀다. 뚱뚱한 건 죄가 아니지만 건강에도 문제가 생기고 무엇보다 운동해서 훨씬 멋진 삶을 살 수 있는데 그러지 않는 것은 안타깝다.

이래도 운동 안 할 것인가? 자기관리하는 사람치고 운동 안 하는 사람 못 봤다. 대부분의 멋진 사람들은 운동하며 관리한다. 꼭 거창하게 시작할 필요는 없다. 집에서 유튜브를 보면서 동작을 따라 해도 좋고 동네 공원이나 산을 걸어도 좋다. 어떤 운동이든 시작해 보자! 여름에 당당하게 팔을 드러내자!

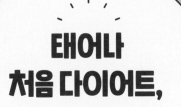

2장

태어나
처음 다이어트,

어떻게
시작해야 할까?

01

위부터
줄여라

대부분의 사람이 다이어트를 처음 시작할 때 제일 먼저 하는 일은 '식사량 줄이기'다. 적게 먹어야 살이 빠진다는 불변의 진리는 물론 맞는 말이다. 하지만 먹던 양이 있는데 갑자기 줄이려고 하면 마음과는 달리 식욕 제어가 쉽지 않다. 늘어난 위로 인해 늘 먹던 양이 채워지지 않으면 계속 허기가 지고 제어가 되지 않는다.

그렇다면 어떻게 해야 식욕 제어를 할 수 있을까? 위를 줄이면 된다. 위가 작아지면 자연스레 조금만 먹어도 배가 부르게 된다.

위를 줄이는 방법으로 5가지가 있다. 하나씩 살펴보자.

첫 번째, 저녁을 일찍 먹거나 저녁 식사 후 소화를 모두 시

킨 후 배가 조금 고픈 상태에서 잠에 들도록 한다.

이렇게 하면, 다음 날 홀쭉해진 배를 볼 수 있을 것이다. 이를 반복하면 자연스레 위도 줄어든다. 처음부터 먹는 양을 무리하게 줄이면 안 된다. 저녁에 폭식으로 이어질 수 있다. 낮에 실컷 조절하고 참다가 저녁에 폭발할 수 있기 때문이다. 내가 자주 그랬다. 과도한 욕심과 조급증으로 무리하게 줄였다가 폭식으로 인해 망한 적이 한두 번이 아니었다.

3끼를 먹되 평소 먹는 양의 1/3 정도만 줄여도 초반에는 쉽게 빠진다. 천천히 관리를 하면서 사이즈를 줄여 나가는 방향으로 하는 것이 좋다.

무엇을 먹느냐도 중요하지만 위를 줄여야 체중감량이 수월하다. 나는 저녁을 6시에 먹고, 그 후는 되도록 먹지 않으려고 했다. 배가 너무 고프면 조미가 전혀 되지 않은 구운 김이나 치즈 한 장 정도 먹었다. 특히 구운 김은 입이 심심할 때 뜯어 먹으면, 말 그대로 입이 심심하지 않게 되어 안성맞춤이었다. 배가 출출할 때마다 자주 먹었다. 칼로리도 거의 없어서 큰 김을 5장 정도 먹어도 전혀 살찌지 않는다.

두 번째는 배가 부르기 전에 숟가락 놓기다.

배가 부를 때까지 먹는 습관은 버려야 한다. 배가 약간 불러올 때 숟가락을 내려놓자! '조금 더 먹었으면' 할 때 그만 먹어야 살이 빠진다.

현재 밥그릇의 크기가 어떠한지 살펴보자. 그릇의 크기가 조금 크다면 한 단계 작은 사이즈로 바꾸는 것도 좋은 방법이다.

나는 식탐이 많은 편이다. 눈에 보이는 것은 다 먹어 치워야 하는 성향이 있어 밥그릇 크기를 작은 것으로 바꾸었다. 크기가 작다고 해서 두 그릇까지 먹는 일은 잘 생기지 않았다. 작은 그릇에 수북이 쌓아 먹는 것만으로 이전보다 적게 먹어도 충분히 먹었다고 느껴지는 것 같다.

세 번째, 뭔가 먹으면서 유튜브나 넷플릭스를 시청하지 않기다.

확실히 TV나 영상을 보면서 밥을 먹으면 나도 모르게 더 먹게 되는 경향이 있다. 우리 뇌는 음식을 먹으면서 다른 행동을 하면 먹는 것을 제대로 인식하지 못해서 먹어도 배부르지 않고 만족감이 떨어진다고 한다.

음식이나 간식을 먹을 때는 먹을 만큼만 꺼내놓고 음미하면서 먹는 습관을 기르자. 나 역시 다이어트 중에는 거실 TV 앞이 아닌 식탁에서 음식을 먹는다. 다이어트 중에는 먹을 때가 제일 행복한 시간이라 먹는 것에 집중해서 최대한 음식을 음미하며 먹는다.

네 번째, 꼭꼭 씹어 천천히 먹기다.

음식물을 꼭꼭 씹어 천천히 먹으면 저작운동으로 뇌에 자극을 주고, 턱관절의 발달도 가져온다. 치아도 튼튼해지고 위에 부담이 덜 가서 배변 효과에도 좋다. 천천히 먹으면 뇌가 빠르게 포만감을 느껴 음식을 덜 먹게 되는 효과가 있다. 별 것 아닌 것 같아도 시간이 지남에 따라 상당한 체중 감소가 이루어질 수 있다. 또한 먹는 음식의 영양소를 더 쉽게 흡수할 수 있는 효과도 있다.

마지막으로 다섯 번째, 집에 간식이나 각종 레토르트식품을 쌓아놓고 있다면 모두 깨끗이 비우자.

집에 간식이 없으면 딱히 먹을 생각이 나지 않다가도 간식이 가득하다면 먹고 싶은 욕망이 조금씩 피어오른다. 나도 모르게 간식을 먹고 있을 수도 있다. 집에 쌓아둔 간식이 있다면 모조리 정리하자. 확실히 섭취하는 양이 줄어든다.

위 줄이는 법

- 저녁을 일찍 먹고 소화를 모두 시킨 후 배가 조금 고픈 상태에서 잠이 든다.
- 그릇을 한 단계 작은 사이즈로 바꾼다.
- 삼시세끼 먹는다(폭식 방지).
- 음식을 꼭꼭 씹어 천천히 먹는다.
- 거실 TV 앞이 아닌 식탁에서 음식을 음미하며 식사를 한다.
- 간식은 정리해서 눈앞에 보이지 않게 치운다.

매일 체중계에 오르고
눈바디를 기록해라

어느 정도 다이어트에 자신감이 붙으면서 체중을 재지 않아도 내 몸 상태 파악이 가능하던 시기가 있었다. 아침만 되면 자연스레 배부터 만져보았다. 다이어트를 시작하면서 생긴 버릇이다. 배가 좀 볼록해졌다 싶으면 체중이 증가한 것으로 생각했고 반대로 배가 좀 홀쭉하다 싶으면 '아 살이 좀 빠졌네.'라고 나만의 감으로 측정했다.

내 감만 믿은 채 체중을 재지 않고 지내던 어느 날이었다. 거울을 보는데 그리 나쁘지 않아 보였다. '요즘 좀 많이 먹긴 했는데 그래도 이 정도면 괜찮은 것 같은데.' 하고 대충 보았고 긴장도 슬슬 놓게 되었다. 그렇게 내 몸은 조금씩 찌기 시작했다. 어느 날 우연히 바라본 거울 속에는 거대해진 내가 있었다. 당장 다음 날부터 다시 체중계에 올라갔다.

체중은 매일 재는 것이 좋다. 감량 여부를 자신의 감으로 어느 정도 알 수는 있지만 체중을 재지 않으면 긴장도가 떨어져 확실히 더 먹게 된다. 자신도 모르는 사이 몸무게 앞자리가 바뀌게 되는 것을 경험하게 된다.

내가 그랬다. 그때부터 매일 체중을 재기 시작했다. 체중을 매일 재다 보면 전날 내가 무엇을 먹었는지를 생각해 보면서 '아 이렇게 먹으니 체중이 좀 줄었구나.' 혹은 '어제 좀 짜게 먹어서 늘었네.'라고 무엇을 먹으면 살이 빠지고 늘어나는지도 알 수 있다. 매일 체중의 변화를 눈으로 직접 확인하는 것이 동기부여가 되어 좋아하는 음식 앞에서도 참을성이 생긴다. 체중이 증가한 것을 확인하면 운동을 조금 더 늘이거나 먹는 것에도 더욱 신경 쓰게 된다.

매일 체중을 측정하는 것이 좋은 건 알겠는데 그럼 언제 체중을 재는 것이 좋을까?

가장 좋은 방법은 1) 매일 아침 2) 일어나자마자 3) 소변만 보고 4) 옷을 가급적 입지 않고 5) 공복 상태에서 측정한다. 이 시간이 밤 동안 소화가 다 되어 음식물이 거의 없고 수분도 대부분 소실되어 정확한 몸무게를 알 수 있다. 이 '드라이'한 상태가 자신의 정확한 체중에 가장 가깝다고 할 수 있다. 나는 타임 스태프라는 어플을 이용해서 매일 사진을 찍어 저장해 두었다.

　매일매일 체중을 잴 때 주의해야 할 점이 있다. 몸무게에 지나치게 신경을 쓰면 조그만 변화에도 스트레스를 받아 오히려 다이어트에 방해가 될 수 있다는 사실이다. 체중을 자주 확인하되, 체중계 눈금이 가리키는 숫자에 지나치게 집착하지 않도록 하는 것이 중요하다. 나 역시 50그램에 희비가 엇갈리곤 했었지만 오랜 기간 다이어트를 해보니 1~2kg은 약간의 활동만으로도 변화할 수 있는 무게라는 걸 알게 되었다. 단순히 전날하고만 비교하는 것이 아니라 매일 결과를 기록해서 장기적인 그래프를 그리는 것이 좋다. 초반의 기록에 너무 조급함을 가지지 말고 나만의 속도를 유지하며 스트레스 받지 않는 것이 중요하다.

　또 한 가지, 하루에 두 번 이상 체중을 측정하는 것은 좋은 방법이 아니다. 다이어트를 할 때 운동 전후와 식사 전후에 수시로 체중을 재는 사람이 많은데 이렇게 하면 오히려 스트레스가 심해지고 몸무게에 집착해 다이어트를 포기하기 쉽다.

　눈바디(다이어트를 할 때 거울을 통해 몸을 확인하는 것)도 매일 확인하여 사진첩에 기록하는 방법도 도움이 많이 된다. '인바디'의 합성어로 무게가 아닌 눈에 보이는 그대로를 체크하는 것이다. 체중계보다 정확도는 떨어질 수 있지만 몸매관리

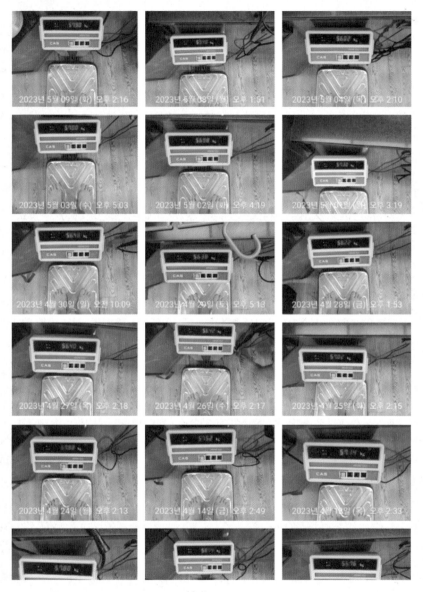

〈사진 6〉TIMESTAMP 어플을 이용하여 매일 체중계 사진을 찍어 기록했다.

에 자극도 되고 경각심도 줘서 많은 다이어터들이 하는 방법이다.

매일 꾸준히 운동하면 미세하지만, 몸이 변하는 것이 느껴진다. 거울을 보며 어디가 어떻게 변하고 있는지 세세하게 관찰하자. 변화하고 있는 몸을 보며 신기함과 동시에 '나도 하니까 되는구나'라고 성취감도 느낄 수 있다. 특히 거울에 비친 자신의 모습을 보면 어느 부위가 살이 많이 쪘는지 내 체형의 장단점은 무엇인지 한눈에 알 수 있다.

나는 뱃살이 특히 보기 싫어 매일 몸의 옆태를 거울로 보며 오늘은 배가 좀 들어갔는지 늘 확인하곤 했다. 매일 배를 체크하며 다이어트에 대한 마음이나 동기가 커졌던 것 같다. 어느 순간 복근이 생긴 내 배를 보며 얼마나 웃음이 나오고 기분이 좋았는지 모른다. 이런 습관이 지속되면 언젠가 탈바꿈된 내 몸을 볼 수 있을 날이 반드시 온다. 내 몸을 더 아끼고 사랑하게 되고 향후 눈바디가 좋아졌을 때 비포 눈바디를 통해 스스로의 노력을 증명할 수 있는 데이터이자 자산이 된다.

급격한 변화를 만드는 것보다 미세한 변화들을 쌓아서 6개월, 1년 단위로 비교하며 어떤 점이 변화했는지에 집중해서 체크해 보자. 스스로의 노력이 곁들여졌다면 분명히 좋아진 부분이 있을 것이고, 발전된 부분에 좀 더 집중할 수 있다. 그런 마인드셋이 결국 스스로를 성장하게 만들고 나를 사랑할

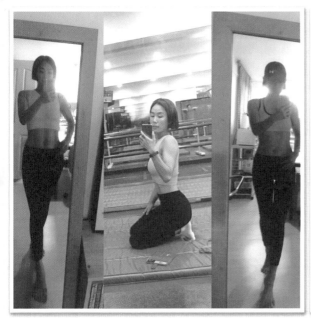
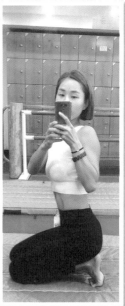

〈사진 7〉 〈사진 8〉

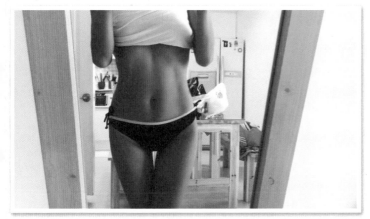

〈사진 9〉 눈바디 기록들. 특히 배가 보이는 사진을 많이 찍었다.

수 있도록 만든다. 어느새 운동은 나의 베스트프렌드가 되어 있을 것이다.

미동도 없던 옆구리, 허벅지 살들이 자취를 감추고 복근이 나를 향해 인사하는 날이 온다. 시각적인 자극이 높아질수록 다이어트 성공률이 높다고 한다. 매일 아침 거울 앞에서 눈바디를 체크하자. 아무것도 하지 않고 변화를 바라는 건 욕심이다. 체중과 눈바디만 매일매일 찍어도 정신적, 신체적으로도 많은 변화가 따라오게 된다.

03

잘 먹고 잘 싸고 잘 자야
살이 잘 빠진다

분명히 먹는 것도 잘 조절하고 있고 운동도 열심히 하고 있는데 체중이 줄어들지 않는다. 왜 그럴까?

그럴 때는 요즘 잠은 잘 자고 있는지, 배변 활동은 잘 되고 있는지, 제대로 먹고 있는지 점검해 볼 필요가 있다.

만약 잠자리에 드는 시간이 늦어진다면 그만큼 야식을 먹을 가능성이 높아진다. 의식적으로 일찍 잠들도록 하자. 나는 다이어트 기간 중에는 무조건 일찍 잠들려고 노력했다. 밤늦은 시간에 TV를 보다가 행여나 우연히 먹방 프로라도 보게 되면 그날 공들였던 운동과 식단을 모두 날려 버릴 수가 있다. 다이어트를 충실히 하고 있다면 분명 일찍 저녁을 먹었을 것이다. 저녁 시간이면 분명 배가 출출할 텐데 유혹을 참기가 십지 않다.

나 역시 TV를 보다가 연예인이 라면을 너무 맛있게 먹어 넘어갔던 적이 몇 번 있다. 먹고 나면 정말이지 기분이 별로다. 신체건강에 도움이 되는 수면 호르몬은 저녁 10시부터 새벽 2시 사이에 활발히 분비가 된다. 다이어트 기간 동안 10시 전에는 잠을 자도록 노력해 보자.

잠이 보약이란 말은 누구나 아는 상식이다. 수면이 부족하면 식욕을 증가시키는 '그렐린'이라는 호르몬이 많이 분비가 되어 더 먹게 되고 스트레스에 취약해 식욕 증가를 높이면서 지방축적을 가속화하게 된다. 또한 신진대사가 원활하지 못해 붓기가 쉽게 오고 그것이 반복되면 결국 살이 된다.

그렇다고 잠을 너무 많이 자는 것도 좋지 않다. 성인 기준 7~8시간 정도가 가장 좋고 너무 장시간 수면을 취하면 호르몬 분비에 혼란이 생기면서 살이 빠지지 않을 수도 있다.

나 같은 경우는 보통 8시간은 자는 것 같다. 조금이라도 부족하면 다음 날 바로 반응이 왔다. 쉽게 지치고 종일 골골거렸다. 이렇게 되면 운동도 평소보다 설렁설렁하게 되고 식욕도 제어가 잘되지 않았다. 당연히 체중의 변화도 없거나 늘어난다. 잠의 소중함을 절실히 깨달은 뒤로 꼭 8시간은 자려고 노력한다.

명절 때 차례와 제사를 우리 집에서 지내다 보니 집에 대추가 많았다. 남아도는 대추를 처리할 방법을 찾다가 우연히 대추차가 숙면에 좋다는 것을 발견했다. <u>어떤 맛일까 궁금해서 대추차를 만들어 먹었는데 아무것도 첨가하지 않아도 정말 달고 맛있었다. 그 후 꾸준히 대추차를 마시고 있다. 그 외 숙면에 도움이 되는 음식으로 상추, 우유, 바나나, 콩류, 양파, 견과류, 생강차 등이 있다.</u>

잘 싸야 살도 잘 빠진다. 이건 심리적일 수도 있다. 나는 아침에 화장실에서 큰일을 꼭 봐야 하루의 시작이 순조롭다. 언제부터인가 아침에 큰일을 보지 않으면 종일 배가 더부룩하고 신경이 쓰였다. 뱃속에 어떤 쓰레기를 가지고 다닌다는 느낌이 들어 그런 날은 운동도 잘되지 않고 일도 잘되지 않았다. 기분 탓인지 큰일을 보지 못한 날은 거울 속의 배도 유독 나와 보였다. 스트레스를 받으니 운동과 식단은 별개로 체중 변화가 없거나 증가했다. 그래서 변비가 오지 않도록 신경 쓰고 아침마다 화장실을 가기 위해 노력한다.

변비를 막기 위한 나만의 방법은 물을 평소보다 1~2리터 정도 더 섭취한다. 물만 잘 마셔도 변비를 예방할 수 있다. 유산균과 식이섬유도 잘 챙겨 먹는다. 유익한 유산균과 식이섬유가 장내에 활동하게 되면 변의 양이 늘어나 변비를 해결하는데 도움이 된다.

잘 먹어야 살도 잘 빠진다. 잘 먹는 것이란 많이 먹는 것이 아니라 균형 있게, 규칙적으로 필요한 만큼 충분히 먹는 것을 의미한다. 많은 사람이 오해하고 있는 게 있다. 바로 안 먹어야 살이 빠진다는 점이다. 다이어트를 하기 위해 밥을 굶거나 초절식을 하면서 다이어트를 하는 경험은 한번쯤 있을 듯싶다. 결론부터 이야기하면 안 먹고 살이 빠지는 것은 완벽하게 틀린 말이다. 물론 하루에 한 끼만 먹고 초절식을 하면 체중을 '일시적으로 감량'할 수는 있다. 하지만 이런 식단을 평생할 수는 없다.

굶는 다이어트는 필연적으로 요요를 데리고 온다. 거기에 근 손실, 영양부족으로 인한 탈모는 물론 건강까지 해칠 수 있다. 굶는 다이어트의 또 다른 부작용은 불필요한 간식 섭취와 이로 인한 폭식이다. 영원한 배고픔은 아무도 이길 수 없기 때문이다. 한때 나도 과한 욕심에 초절식을 하며 감량을 시도한 적이 있었다. 사람이 진짜 예민해지고 얼굴은 마녀처럼 변해 갔다. 기력이 없어서 항상 힘이 없었고 삶의 질이 팍팍 내려갔다. 보는 사람마다 얼굴이 왜 이러냐고 물어봤다. 초절식으로 굶다시피 하면 얼굴이 해골처럼 광대가 나오고 볼은 푹 꺼진 채 흉측하게 살이 빠진다. 힘이 없어 목욕탕에서 넘어질 뻔한 적도 있었다. 절대로 이렇게 다이어트하면 안 되겠다고 절실히 깨달았다.

굶는 건 다이어트의 적! 건강의 적이다! 다이어트는 한순간을 위한 것이 아니라, 우리 인생의 긴 부분을 차지해야 한다. 짧게 보지 말고 길게 보고 다이어트를 하는 것이 정말 중요하다.

'다이어트 변비 해결법'

1. 현명하게 물 마시기

① 아침에 일어나자마자 따뜻한 물을 마신다.

② **물 마시기 알람** : 정해진 시간에 물을 꼭 섭취.

③ **큰 컵이나 물통 이용** : 내가 얼마나 물을 마셨는지 잊기 쉽다. 500ml나 1리터 물통을 이용하여 정해진 물을 마시면 좋다.

2. 유산균과 식이섬유 챙겨 먹기

① **사과** : 사과는 식이섬유가 풍부하게 들어 있고 펙틴이라는 성분이 장벽을 보호하고 장운동에 도움이 된다. 아침 공복에 먹는 것을 추천한다.

② **다시마 혹은 다시마 밥** : 다시마의 끈적한 점액질을 이루는 것은 식이섬유의 일종인 알긴산 성분이다. 다시마를 평소에도 좋아했는데 자주 먹는 것이 쉽지 않았다. 밥에 넣어 먹는 다시마를 구해 매일 먹는다.

③ **김치볶음밥** : 평소 김치를 좋아해서 김치볶음밥을 자주 해 먹는다. 김치에는 장에 유익한 유산균이 많다고 한다. 김치볶음밥을 먹은 다음 날 유독 쾌변하는 것을 경험했다.

④ **검정콩, 귀리** : 검정콩은 탈모에도 좋지만, 식이섬유도 풍부하다. 귀리 역시 식이섬유가 아주 풍부하다. 나는 다시마, 검정콩, 귀리를 넣어 밥을 해 먹는다.

⑤ **그 외** : 고구마, 바나나, 버섯류, 미역, 양배추 등이 있다.

무조건 굶는 다이어트? NO!
일반식으로 다이어트하는 비법

그야말로 태어나서 처음 다이어트였다. 그저 평소보다 덜 먹으면 살이 빠지겠거니 생각하고 아무 생각 없이 시작했다. 무엇을 어떻게 먹을 것인가에 대해선 생각해 본 적도 없었고 아무것도 몰랐다. 운동을 시작하긴 했지만 식단은 거의 신경 쓰지 않았다. 운동 후에 컵라면을 먹기도 했고 평소 빵이나 분식, 치킨을 좋아해서 운동 후에 먹었다.

먹으면서도 왠지 이건 아닌 것 같은 생각에 인터넷 검색창에 다이어터들의 식단을 검색해 보았다. 닭가슴살이나 샐러드가 압도적으로 많았다. 인터넷에 떠도는 식단대로 나도 따라서 실행해 보았다. 세상에 이렇게 다양한 다이어트식품이 있다는 걸 처음 알았다. 여러 가지 방법으로 요리도 해보고 제품 구매도 해보았지만 나하고는 맞지 않았다.

일단, 첫 번째로 맛이 없었다. 나는 먹는 것이 낙일 정도로 음식을 정말 좋아하는 사람이다. 운동도 엄청난 의지로 해내는 것인데 운동 후에도 맛이 없는 것을 먹어야 하다니 인생이 재미가 없을 정도였다. 다이어트는 평생 해야 하는데 억지로 맛없는 것을 먹으며 하기가 싫었고, 이렇게 살아야 하나 싶었다. 먹기 싫은 것을 억지로 먹으며 꾸역꾸역 다이어트를 하면 중도 포기할 확률도 높을 것 같았다.

여러 방법을 찾아보고 시도해 본 결과 '일반식'으로 결정했다. 일반식을 먹되 단백질 위주로 다양하게 요리해서 먹는다. 다이어터들에게 단백질이 중요하다는 건 다들 알 것이다. 1) 요요 방지 2) 운동 회복 효과 3) 근육의 기본재료 4) 뼈 건강 5) 체지방 제거 6) 면역력 향상 등 장점이 여러 가지가 있다.

나이가 들면 제일 먼저 근력이 감소하기 때문에 단백질 섭취가 아주아주 중요하다. 몸에 단백질이 부족하면 1) 피부가 빨리 늙는다. 2) 탈모 유발 3) 자꾸만 달달한 간식이 당긴다. 4) 면역력이 떨어진다. 5) 관절 통증 6) 근육량 감소 등 우리 몸 곳곳에서 티가 난다. 사실 나도 운동을 하게 되면서 알게 된 사실들이다.

먼저 인터넷에 단백질이 많이 함유된 음식을 검색해 보면 다양한 음식들이 나온다. 그것을 토대로 다양하게 요리해 먹는 것이다.

다음은 내가 주로 해 먹는 요리들이다.

① **달걀** : 제일 가성비 좋은 식품이다. 가격도 저렴해서 달걀을 활용한 요리를 제일 자주 해 먹는다. 달걀볶음밥, 계란찜, 참치 달걀전, 버섯계란전, 부추전, 김치전, 달걀장조림, 삶은 달걀, 계란후라이, 달걀 많이 넣은 김치볶음밥, 라면 먹을 때 달걀 2개 넣기

② **고등어** : 자반, 고등어조림

③ **오징어** : 삶은 오징어에 초고추장, 오징어볶음, 오징어무국

④ **두부** : 두부조림, 두부김치, 두부 야채전, 순두부찌개, 두부 듬뿍 들어간 된장찌개

⑤ **각종 고기** : 오리고기, 불고기, 갈비, 소고기, 삼겹살, 수육, 보쌈, 족발, 닭발, 닭똥집, 닭갈비, 백숙, 삼계탕, 구운 치킨

⑥ **각종 해산물** : 연어, 바지락찜, 홍합탕, 꼬막, 회, 조개찜(탕, 구이), 미역국, 다시마쌈, 참치

⑦ **콩류** : 밥 지을 때 검정콩, 귀리, 다시마를 넣은 밥을 짓는다.

"뭐라고? 이런 음식이 다이어트가 된다고?"라고 소리칠지도 모르겠다. 나는 이렇게 번갈아 다양하게 요리해 먹는다. 그 흔한 효소라든지 단백질 파우더 같은 것은 단 한 번도 먹어보지 않았다. 가격도 높은 편이고 굳이 먹을 필요성을 느끼지 못했다.

특히 약을 먹으면서 다이어트를 하는 것은 100% 망한다. 한 번 먹으면 평생 약을 먹어야 한다. 약 먹고 단기간에 감량한 사람을 보긴 했지만, 유지를 하는 사람은 아직까지 못 봤다. 단기간에 쉽게 뺀 살은 쉽게 다시 찐다고 믿는다. 운동하는 습관과 좋은 음식을 골고루 먹으며 건강하게 다이어트하는 것이 건강에도 좋고 오래간다. 단백질 함유가 높은 음식은 찾아보면 무궁무진하다. 단백질 위주로 다양하게 요리해 먹은 덕인지 나는 골격근량이 보통 성인 여자들에 비해 높은 편이다.

단백질뿐만 아니라 다른 영양소(탄수화물, 지방)도 중요하다. 단백질을 메인으로 하되 골고루 먹는 것이 중요하다. 주변에서 쉽게 구할 수 있는 건강한 탄수화물은 1) 고구마 2) 감자 3) 현미 4) 귀리 5) 바나나 6) 사과 7) 통밀식빵 8) 브로콜리 9) 단호박 10) 오트밀 11) 양배추 등이 있다. 이것들의 장점은 식이섬유가 풍부하다는 것과 오래 포만감을 느낄 수 있다는 점이다. 단, 과일이 건강한 탄수화물에 속하긴 하나

단당류가 많이 포함되어 있어 다량 섭취하는 것은 역효과를 볼 수 있으니, 적정량을 섭취하는 것을 권장한다.

지방 역시 우리 몸의 3대 영양소다. 지방이라면 비만과 성인병을 유발하는 주범이라고 생각할 수 있다. 하지만 좋은 지방을 먹지 않으면 생존 자체가 불가능하다. 탄수화물의 섭취가 적으면 지방 섭취를 늘리도록 한다. **몸에 좋은 지방은 1) 아보카도 2) 견과류 3) 생선 4) 달걀 5) 올리브유 등이 있다.** 육류 속 지방이 아닌, 건강한 지방을 많이 먹자.

다이어트를 하기 전에는 어떤 음식들이 체중 감량에 도움이 되고 건강에 도움이 되는지 전혀 아는 것이 없었다. 내 몸에 관심을 가지다 보니 자연스럽게 먹는 것에도 관심을 가지게 되었다. 여러 가지 시행착오 끝에 알게 된 것은, 음식은 본연 그대로 먹는 것이 제일 좋고 싱겁게 먹는 것이 다이어트에도 좋고 건강에도 좋다는 사실이다.

처음에는 자연 그대로, 혹은 싱겁게 먹는 것이 적응되지 않았다. 아무래도 맵고 짜고 자극적인 게 맛있는 법이니까. 그랬던 내가 운동을 하면서 근력을 쓰니까 뭐든 먹어도 다 맛있었다. 조금씩 양념 첨가를 줄여 나갔고 지금은 본연 그대로 먹는 음식들이 맛있다. 신기하게 다이어트를 하다 보면 그렇게 된다. 자극적인 음식을 정말 좋아하던 나였는데 지금은 조금 짜거나 매우면 몇 순갈 못 먹고 음식이 들어가지 않는다.

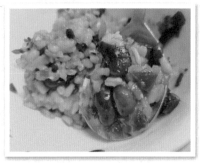

〈사진 10〉 매일 먹는 밥에 특히 신경을
쓴다. 검정콩, 귀리, 다시마는 꼭 넣는다.
흰 쌀은 적게 넣는다.

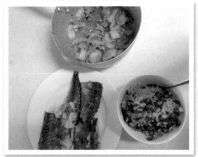

〈사진 11〉 운동 후 먹는 흔한 내 밥상.
고등어, 김치참치, 검정콩 · 귀리 · 다시마 밥

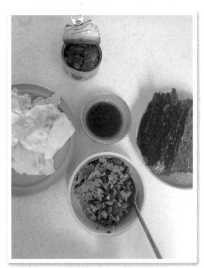

〈사진 12〉 검정콩밥에 마른김 + 참기름간장
= 칼로리도 낮으며, 맛도 좋은 영양만점
건강식이다. 계란후라이까지 있으니
최고의 밥상. 운동 후 먹으니 꿀맛이다.

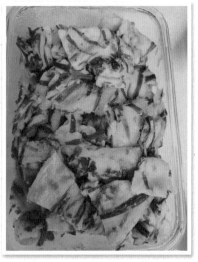

〈사진 13〉 달걀이 많이 들어간 부추전.
단백질을 잘 챙겨 먹는다.

찌개를 먹을 때는 건더기 위주로 먹고 국물은 되도록 먹지 않는다. 치킨이 먹고 싶을 때는 되도록 튀긴 치킨 대신 구운 치킨을 먹는다. 기름이 들어간 것보다 구운 게 훨씬 건강에 좋다. 조건반사처럼 자동으로 음식을 먹을 때 신경을 쓰게 된다. 물론 분식, 빵류, 라면 등 다이어트에 적인 음식들도 먹는다. 매일 신경 쓰며 먹으면 스트레스를 받는다. 가끔은 풀어줄 필요가 있다. 다만 평일에는 신경을 써서 먹었다.

일반식으로도 충분히 다이어트가 된다. 다이어트한다고 단백질 파우더, 닭가슴살만 먹어야 한다는 편견은 이제 내려놓자. 중요한 건 맛있게, 건강하게 먹는 것이다.

05
가성비 갑 다이어트 '반신욕'

다이어트 전에는 살 때문에 몸이 무거워 허리랑 무릎이 자주 아팠다. 복부에 유독 살이 많아 허리와 무릎에 부담이 갔던 때문이다.

두통도 자주 있었다. 두통의 원인을 검색해 보았더니 혈액순환과도 관계가 있었다. 혈액순환에 도움이 되는 방법을 찾다가 반신욕을 알게 되었다. 우리 집에는 욕조가 없었다. 마침 다니는 헬스장에는 목욕탕도 딸려 있었다. 잘됐다 싶어 운동 후 매일매일 빠지지 않고 반신욕을 병행했다. 신기하게도 두통이 사라진 것은 물론 하체 비만에서 벗어나는 마법 같은 경험을 했다. 운동만 했을 때보다 반신욕을 병행해 주니 체중 감량도 훨씬 더 잘되는 것을 느꼈다.

반신욕을 하고 나오면 볼록했던 배가 쏙 들어가 있고 허벅지가 좀 더 얇아져 있는 것을 눈으로 경험했다. 복부가 가벼워지니 허리와 무릎도 아프지 않았다. 그 후 나는 반신욕 예찬론자가 되었다.

반신욕은 그야말로 힘 하나 안 들이고 거저 살 빼는 가성비 갑 다이어트다. 그냥 물속에 앉아만 있음 살이 빠지는데 얼마나 쉬운가? 붓기도 저절로 빠진다. 나는 앉아만 있기가 좀 심심해서 반신욕을 하면서 책을 읽는다. 신기하게 물속에서 책을 읽으면 집중이 더 잘 된다. (집에서는 졸기 일쑤) 독서 때문인지 땀도 더 잘 나온다. 목욕탕에서 독서라니 모양새가 좀 웃기지만 군중 속에 홀로 몰입해서 책 읽는 그 시간이 내겐 천국이다.

운동 후라 몸도 마음도 편안해서 하루 중 제일 행복한 시간이 반신욕을 하며 책을 읽을 때이다. 정말 강력하게 추천한다. 집에서 반신욕을 할 때도 마찬가지이다. 가만히 앉아 있

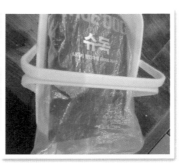

〈사진 14〉 헬스장 내 목욕 바구니

기보다 독서를 추천한다. 시간도 잘 가고 매일 조금씩이라도 책을 읽으면 어느새 완독하게 된다. 다이어트+건강+자기계

발=일석 삼조다!

반신욕은 머리는 차게 하고, 발은 따뜻하게 하라는 '두 한, 족 열'의 적극적인 실천법이다. 우리 몸의 순환이 원활하려면 찬 기운과 따뜻한 기온이 왔다 갔다 움직이면서 순환이 되어야 하는데 위에는 차가운 기운이, 아래에는 따뜻한 기운이 유지되어야 기의 흐름이 좋아지게 된다. 하체가 차가워지면 배탈이나 소화불량, 수족냉증이 생길 수 있고 상체에 열이 오르면 두통, 탈모, 안구 건조 등 증상이 발생한다.

반신욕을 하면 13가지의 장점이 있다.

첫째, 신진대사를 촉진하여 단순히 쉬고 있을 때보다 더 많은 칼로리 소비가 된다.

둘째, 평상시 긴장된 근육을 이완하여 수면에 도움이 된다.

셋째, 반신욕을 통해 노폐물과 독소를 배출하게 되면 피부 미용에 도움이 된다.

넷째, 생리통은 혈액순환이 잘 안 될 때 더 심해지는데 반신욕을 통해 생리통 및 생리불순 등에 도움이 될 수 있다.

그 외 두통 완화, 스트레스 해소, 식욕감소 효과, 심신 안정, 부종 제거, 근육통 완화, 혈액순환 개선, 독소 배출, 수족냉증 예방 등이 있다.

우리 몸은 체온이 1도만 떨어져도 면역력은 약 30퍼센트가 감소하면서 각종 바이러스에 노출될 위험이 커지게 된다. 반면 체온이 1도만 올라가도 우리 몸의 면역력은 약 5배나 높아진다고 한다. 여성은 평균적으로 남성보다 체온이 낮아 심장 기능이 약하고 혈액순환이 잘되지 않아 수족냉증 등 각종 냉증에 시달린다. 특히 하복부가 차가우면 생리통이 심해지고 여성 질환을 유발할 수 있다.

반신욕은 다이어트, 건강에도 도움이 되지만 기분전환에도 최고의 방법이고 이때만큼은 누구도 방해할 수 없는 나만의 시간이다. 핸드폰과도 빠이빠이하고 오롯이 내게 집중할 수 있다. 일상을 지내면서 온전히 내 몸과 마음에 집중할 수 있는 시간이 얼마나 되겠는가. 운동 후가 아니더라도 고단했던 하루의 보상으로 반신욕을 해보자. 여의치 않으면 족욕도 좋다.

반신욕 방법

물 온도 : 체온보다 조금 높은 38~40도가 좋다.

시간 : 15~20분 이내

▶ 너무 짧게 할 때는 반신욕 효과를 얻기 어려울 수 있다. 반신욕 중에 어지럼증 등의 증상이 나타난다면 빠르게 중단해야 한다.

▶ 처음에는 5분도 앉아 있기가 힘들어서 조금씩 적응해 가면서 늘려주었다. 나는 냉탕을 오가며 2회 정도 반복 한다.

06

먹는 순서만 바꿔도
살이 빠진다

먹는 순서만 바꿔도 살이 빠진다?

너무나 신박한 이 소식은 우연히 뉴스 기사로 알게 되었다. 실행력하면 바로 '나'이기에 바로 실행에 옮겼다. 바로 채소(과일) → 반찬 → 밥 순서로 식사를 하는 방법이다. 밥부터 먹는 기존 방식과 달리 반찬부터 먹는다. 다만 몇 가지 전제가 필요하다. 반찬이 짜면 밥을 곁들여야 하기 때문에 실패할 가능성이 높다. 밥 없이도 먹을 수 있게 반찬을 만들거나 싱겁게 간을 하도록 한다. 고기, 생선도 심심하게 간을 해야 한다. 고혈압, 위암 원인이 되는 나트륨을 덜 섭취할 수 있고 포만감을 주어 탄수화물인 밥을 덜 먹을 수 있다.

채소–과일에는 식이섬유(섬유소–섬유질)가 풍부하다. 혈당을 조절하고 콜레스테롤을 직접 낮추는 영양소다. 부피가 큰 채소 등이 위장에 먼저 들어가서 쌓이면 위장 속 압력이 올라가면서 배부른 느낌이 빨리 온다. 많은 다이어터들이 샐러드부터 먹는 것은 이런 이유가 있다.

나는 제철 과일은 꼭 사다 먹는 편이고 채소는 당근, 양배추, 토마토, 오이, 파프리카, 가지 등 다양하게 먹는다. 집 근처 시장에서 그날그날 싱싱해 보이는 채소들을 사다 놓고 반찬으로 요리해 먹고 생으로도 즐겨 먹는 편이다. 식전에 애피타이저로 과일 한두 조각이나 당근 등의 채소를 씹어 먹으면서 장을 깨우고 음식을 받아들일 준비를 하도록 돕게 한다. 다 못 먹고 버리더라도 채소를 자주 사서 냉장고를 꽉꽉 채워두자.

밥도 흰쌀 대신 현미나 잡곡, 귀리, 콩으로 탄수화물 종류를 바꾸면 더욱 효과를 볼 수 있다. 탄수화물과 비탄수화물의 비율은 1:2, 채소부터 먼저 위로 보내자. 탄수화물이 가급적 전체 섭취 열량 가운데 50%를 넘지 않도록 식단을 유지하는 것이 이상적이다. 대신 부족한 열량은 단백질 섭취로 채우면 된다.

줄어든 식사량으로 인한 불만과 부족을 해소하기 위해서는 매끼 한두 접시의 채소 반찬이 필요하다. 본격적인 식사 전에 채소로 입맛을 깨우고 포만감을 준다면 충분하다. 탄수화물 음식이 먼저 위에 도착하게 되면 혈당이 급격하게 상승할 수 있기에 그런 부분에서도 도움이 된다. 밥이 제일 마지막에 입에 들어와야 한다. 어렵다면 천천히 생각하며 식사해 보자.

먹는 순서를 바꾸었을 뿐인데 입맛이 바뀌고 살이 빠지며 장 건강이 좋아지면서 변비나 설사가 사라지고 피부가 맑아진다. 잠을 잘 자고 활력이 넘치는 몸이 된다. 고혈압, 당뇨, 고지혈증 등 각종 성인병 예방과 증상 완화에 도움이 되는 것은 두말할 것도 없다. 반짝 효과를 보고 다시 요요가 오는 다이어트가 아니라 한 번 습관을 들이면 평생 건강해지는 식사법이다.

거꾸로 식사법의 가장 뛰어난 장점은 다이어트에서 가장 문제가 되는 고통이자 다이어트에 실패하는 가장 큰 원인인 '배고픔'을 억지로 참을 필요가 없다는 점이다. 식사량을 줄이지 않으니 다이어트 이후 요요에 대한 걱정으로 전전긍긍할 필요도 없다. 식사량을 과하게 줄이지도 않으므로 힘들 일이 없다. 힘들지 않으니 오래 지속할 수 있고 효과도 오래간다.

다이어트를 하며 면역력과 건강을 해치는 경우가 너무나 많다. 다이어트에 몰두하다가 큰 병을 앓는 사람도 보았다. 다이어트를 떠나서 우리 모두에게 가장 중요한 것은 돈도, 능력도, 지위도 아닌 바로 '건강'이다. 특히 엄마들은 누구보다 건강해야 한다. 건강해야 육아도, 가정도 지킬 수 있다. 건강한 다이어트기 아니라면 아예 시도조차 하지 말아야 한다. 배고픔은 인간의 본능이자 가장 힘들어하는 감각이다. 그런데 먹는 순서를 바꾸게 되면 배고픔을 느끼지 않으며 효과적으로 살을 뺄 수 있다.

식당에 가서도 채소 반찬부터 먹고 뷔페를 가더라도 샐러드나 채소부터 먹는 습관을 들이자. 확실히 폭식을 예방해 준다. 성격이 급한 나는 밥을 거의 마시는 수준으로 자리에서 5분 만에 해치웠는데 다이어트를 하면서 나의 식습관에 문제가 많다는 것을 알았다. 다양하게 많은 방법을 시도했지만, 결론은 좋은 음식으로 나를 만들어 가는 것이었고 먹는 것이 곧 '나'라는 것도 알게 되었다.

채소를 매일 먹기가 쉽지는 않겠지만, 우리 엄마들은 첫째도 건강, 둘째도 건강이라는 걸 잊지 말자. 좋은 식습관과 함께 건강하게 다이어트하자!

급 찐살은
방치하면 안 돼!

급 찐살은 말 그대로 빠른 기간에 급하게 늘어 버린 체중을 말한다. 살면서 이런 경험은 누구나 하게 된다. '일주일 만에 5kg이나 쪘어.', '어제 과식했더니 2kg이나 늘었어.'라며 좌절하기도 한다. 특히 명절 연휴나 가족여행을 가게 되는 경우 급 찐살을 피하기가 어렵다.

그런데 이 급 찐살은 진짜 살이 아니다. 우리 몸에 들어간 음식은 그렇게 즉시 체지방으로 전환되지 않는다. 먹은 음식이 체지방으로 변환되는 데에는 최소 2주의 시간이 필요하다. 만약 살이 갑자기 쪘다면 체지방이 쌓이기 전 2주 안에 체중을 감량해야 한다. 급 찐살을 방치해서 내버려 두어 2주가 지나면 감량하는데 7배 이상 힘이 든다. 게다가 내장지방으로 갈 수도 있다. 내장지방은 겉 지방보다 더 안 좋다. 잘 빠지지도 않을뿐더러 건강에도 악영향을 미친다. 급 찐쌀 다이어트를 미루면 안 되는 이유이다.

급하게 찐 살 어떻게 빼면 될까? 우선 급 찐살이 얼마나 늘었는지 체중을 잰다. 2주 동안 매일 체중을 잰다. 평상시 먹는 양의 1/3 정도 줄인다. 특히 탄수화물을 줄이자. 늘 하고 있던 운동이 있다면 하던 방식으로 운동을 한다. 만일 급 찐살이 많이 늘었다면 평소 하던 운동 시간보다 조금 더 늘리거나 활동량을 늘리는 것만으로도 도움이 된다. 특히 공복 유산소가 급 찐살 감량에 좋다.

아침 '공복', 그러니까 속이 비어 있는 상태에서 하는 유산소운동이다. 아침 식사 전 '체지방'을 태우는 가장 좋은 운동 중 하나이다. 여의치 않으면 밤 운동이든 오후 운동이든 시간 나는 대로 하자. 본래 체중이 돌아올 때까지 매일 반복한다. 2주간 열심히 했다면 충분히 돌아올 수 있다. 꼭 2주가 아니라도 본래 체중이 돌아올 때까지 꾸준히 반복하면 된다.

몸은 정직하다. 좀 많이 먹고 활동량이 적으면 체중이 올라가고, 적게 먹고 많이 움직이면 내려간다. 간혹 "내가 아는 누구누구는 평소 많이 먹는데도 살이 잘 안 쪄."라고 말하는 사람이 있다. 정말 많이 먹는데 안 찌는 것일까? 절대 그렇지 않다.

아마 평소에는 소식을 하는데 어쩌다가 많이 먹는 것일 수도 있다. 혹은 먹는 것에 비해 활동량이 많거나 적어도 내가 아는 사람 중에 많이 먹는 사람치고 마른 사람 못 봤고, 입은 짧은데 뚱뚱한 사람 못 봤다. 비싼 돈 들여 다이어트 보조제니 이런 거 먹을 필요 없다. 아니 먹지 마라. 어떤 병이 있지 않는 한 몸은 정직하다!

생리 중에 급 찐살은 어떻게 해야 할까? 생리 기간에는 대부분의 여성이 평균적으로 2~3kg 정도의 몸무게가 증가한다. 이상하게 달달한 음식이 먹고 싶고 식욕도 증가하면 며칠 후 어김없이 생리가 온다.

나는 생리 중에는 아무리 열심히 운동해도 체중이 줄지 않고 되려 늘어났다. 배도 뭔가 더 나오는 것 같고 몸도 무겁게 느껴졌다. 몸이 찌뿌둥한데도 꾸역꾸역 운동하면 스트레스를 받았다. 달달한 음식과 탄수화물이 땡겨서 식욕을 참는 것이 너무 고통스러웠다. 그럴 때는 과하지만 않으면 과자나 탄수화물을 먹었다. 너무 참는 것도 스트레스가 된다. 호르몬의 장난이거니 생각하며 생리 중에는 그냥 마음을 비웠다. 이때만큼은 몸이 정직하지 않았다. 매일 체중계에 올라가는 일도 생리할 때만큼은 생략했다. 어차피 생리 중에는 체중이 평소보다 늘어난다는 사실을 알기에 굳이 올라가지 않는다. 깜박하고 쟀다가 늘어난 체중을 보고 스트레스를 받아 '에라 모르겠다.'라며 폭식으로 이어진 적이 있어 절대 하지 않는다.

　　대신 생리가 끝난 직후인 다이어트 황금기를 노렸다. 생리 후 일주일은 에스트로겐이 증가해서 지방분해가 빨라지는 '다이어트 황금기'다. 살이 잘 빠지는 시기이기 때문에 할 수 있는 최선의 다이어트 방법을 동원해서 하면 좋다. 생리 기간에 과식했다면 자책하지 말자. 호르몬의 영향이지 나의 잘못이 아니다. 다이어트 황금기를 통해 급 찐살을 타파하자!

깨알 상식

▶ **생리 때 체중이 늘어나는 주요 원인** : 호르몬 불균형이 일어나면 신체 내 수분과 염분이 평소보다 많이 저장돼 몸이 잘 부으며 부종이 생기기 쉽다. 생리 기간에 체중 증가의 대부분은 물의 무게라고 보면 된다. 부종이 심해지면 얼굴, 가슴, 팔, 다리까지 붓기 시작하면서 체중이 늘었다고 오해하기 쉽다. 옷이 꽉 껴서 잘 안 맞는 분들도 굉장히 많다.

그리고 자궁 내벽이 두터워지면서 아랫배가 평소보다 튀어나와 보일 수 있다. 호르몬의 불균형으로 인해 소화가 안 돼 가스가 많이 차기도 한다. 가스가 차도 배가 나온 것 같은 느낌이 들고 살이 찐 듯한 느낌을 받을 수 있다.

▶ **다이어트 황금기** : 생리가 끝나고 일주일간은 관리를 조금만 해주면 효과가 크다. 생리 직후는 몸이 제자리로 돌아오면서 몸의 붓기와 수분이 빠지고 몸이 가벼워진다.

노폐물이 잘 배출되고 신진대사량이 평소보다 많아진다. 때문에 지방 축적이 느려 효과가 배가 되어 체지방을 빼기에 좋다. 평소보다 운동 강도를 높이면 큰 효과를 볼 수 있다.

08

3달 만에 75kg에서
60kg이 되다!

처음 다이어트를 시작할 때 내 목표 체중은 임신 전의 체중으로 돌아가는 것이었다. 임신 전의 내 체중은 53~54kg 정도였다. 다이어트를 시작했던 당시가 75kg.

75kg에서 60kg대까지는 평소보다 먹는 양을 1/3 정도만 줄여도 체중이 잘 빠졌다. 75kg 정도의 체중이라면 평소 먹는 음식의 양도 많고 야식과 고칼로리 음식을 즐겨 하는 식습관일 경우가 많기 때문이다. 3달 정도 먹는 양을 조금 줄이는 다이어트를 하다 보면 60kg대까지는 무난하게 감량할 수 있다.

문제는 50kg대였다. 앞자리 숫자가 5로 바뀌면서 나는 몇 번의 고난을 맞이했다. 50kg대는 야식도 어쩌다가 한번 먹어야 하고 긴장하며 신경을 써야 했다. 57kg쯤에서 정체기가 왔다. 평소대로 열심히 다이어트를 하고 있는데 57kg에서 도통 변화가 없었다. 정체기 때 너무 스트레스를 받아 트레이너 선생님께도 여쭈어보고 인터넷 검색도 해보았지만 명확한 답변을 듣기는 어려웠다.

내가 내린 결론은 정체기 때는 현재보다 덜 먹거나 운동량을 조금 더 늘리는 것이었다. 어느 순간 정체기는 반드시 온다. 이럴 때 스트레스를 받아 포기하는 것보다 먹는 것과 운동에 변화를 조금 주면 꿈쩍도 하지 않던 체중계의 숫자가 결국은 바뀌게 된다.

드디어 임신 전의 체중 54kg으로 돌아왔다. 하지만 그 당시의 나는 말라보고 싶었다. 54kg에 만족하지 못했다. 앞자리 5가 아닌 4를 보고 싶었다. 사실 앞자리 4였던 적이 살면서 딱 한 번 있었다. 고등학생 때, 몸살을 심하게 앓았을 땐데 그것도 단 며칠이었고, 곧 다시 회복됐었다. 다시 한 번 그때의 경험을 해보고 싶었다. 너무 무리하는 것이 아닌가 생각했지만 말라보고 싶은 욕심이 너무 강했다.

앞자리 5로 바뀌면서 고난은 계속되었다. 54kg에서 정체기가 또 왔다. 매일 체중계에 오르며 최선을 다하여 다이어트를 하였지만 꿈쩍도 하지 않는 숫자에 지쳐 갔다. 하지만 포기할 수는 없었다. 여기까지 어떻게 왔는데 포기한단 말인가! 조금 더 먹는 것을 줄였다. 어느 순간 51kg까지 왔다. 하지만 나는 앞자리 4로 가보고 싶었다. 내가 그렇게까지 4를 갈망한 것은 말라보고 싶은 것도 있었지만 보험 삼아 더 빼놓고 싶은 이유도 있었다. 40kg 중반은 자신 없었고 48kg 정도는 해볼 만하지 않을까 싶었다. 48kg이면 주말에 좀 많이 먹더라도 기껏해야 50kg 초반 정도만 나갈 것으로 생각했기 때문이다.

51kg에서 48kg으로 가는 길은 험난하고 또 험난했다. 내 키가 167cm인데 48kg이 되려면 정말 소식해야 가능한 체중이었다. 나는 극도로 예민해져 갔고 길을 걸을 때도 힘이 없었다. 얼굴에도 생기가 없었다. 결국은 내가 그토록 해보고 싶었던 48kg의 마른 여자가 되어 보았다. 당시 옷을 좋아했기에 입고 싶은 옷을 입고 사진을 찍어보았다. 사진을 보는 순간 나는 당황스러웠고 놀라웠다. 몸은 말라 있어서 나쁘지 않았지만, 얼굴은 아니었다. 10년은 나이가 더 들어 보였다. 몸이 말라가는 동안 얼굴은 빠른 속도로 늙어가고 있었다. 사진을 본 순간 크게 실망했고 이건 아닌 것 같았다. 삶의 질이 떨어졌고 먹는 것이 낙인 내게 48kg의 식사량을 꾸준히 한다는건 죽기보다 힘든 일이었다.

곧바로 계획을 변경했다. 53~55kg을 유지하며 근력을 높이는 것이었다. 어느 정도 먹고 싶은 것을 먹어 가면서 다이어트하고 유지하기에 딱 적합한 무게였다. 너무 욕심내지 않고 내 적정 체중을 찾으니 다이어트가 어느새 식은 죽 먹기가 되었다. 자신의 적정 체중 찾는 방법은 자신의 키에 **9**를 곱하면 된다. 예) 본인의 키가 **165kg**이라면 **65×9=58.5kg**이 적정 몸무게이다. 내 키에 그것을 대입하면 내 체중은 59kg이 되어야 했다. 59kg은 내게 너무 무겁게 느껴졌다. 너무 과체중이거나 저체중이 아니라면 본인이 '이 정도면 괜찮네.' 하는 만족하는 체중이 있다. 나에게 50kg 초반은 벅찼고 53~55kg 사이가 스트레스받지 않고 유지하기에 딱 좋았다.

1~2kg 차이라도 체중이 아래로 갈수록 다이어트 난이도가 높아진다. 아무리 골고루 먹으며 다이어트를 한다고 해도 그 양이 현저히 적어지니 면역력도 떨어지고 피부의 탄력도 크게 떨어진다. 이는 내가 직접 경험한 것이니 믿어도 좋다. 다이어트의 목표는 '이 정도면 내가 꾸준히 할 수 있겠다.' 싶은 체중으로 목표를 정하자. 단기간에 후다닥 해치우고 마는 게 아니라면, 지치지 않고 평생 할 수 있는 목표를 정하는 것이 좋다.

나는 둘째 아이가 3살이 되던 해부터 14살이 되기까지 12년간 다이어트를 해왔다. 그사이 요요가 두세 번은 왔다. 대부분 무리하게 욕심내서 다이어트하다가 지쳐서 폭식으로 이어졌기 때문이다. 번아웃이 와서 체중계에도 올라가지 않다가 다시 앞자리가 6으로 바뀌기도 했다. 숫자에 놀라 다시 정신 차리고 도전했고, 몇 번 반복하다 보니 나만의 방법을 찾았다. 절대 무리하게 감량하지 않는 게 중요하다.

단기간에 많이 줄이려는 욕심은 애초에 하지 말자. 어느 정도 빠지다가 정체기가 오고 계단식으로 빠진다. 아무리 많이 빠져도 한 달 체중 감량이 5kg은 넘기지 않는 것이 좋다. 기력이 너무 없거나 극도로 예민해진다면 잘못된 다이어트일 확률이 높으니 다시 점검해 보자. 본인의 키 대비 적정 체중을 찾아서 내가 꾸준히 할 수 있는 체중을 목표로 해보자.

> **엄마의 다이어트 꿀 TIP**

체중별 경험 기록

▶ 앞자리 7→6 중반은 식사량을 1/3 정도만 줄여도 수월하게 빠진다.

▶ 앞자리 6→5 후반대는 정체기가 한번은 올 것이고 정체기가 오면 식사량을 조금 줄이든지 운동 방법을 달리하거나 혹은 운동량을 조금 늘린다.

▶ 5 후반→중반도 쉽지 않다. 마찬가지로 식사량을 조금 더 줄이거나 운동량을 늘려야 숫자가 바뀐다.

▶ 5 초반은 다이어트 난이도가 높다. 야식과는 거의 이별해야 유지할 수 있다. 식사량 또한 배가 부를 때까지 먹는 일은 거의 없어야 한다. 공복시간도 길어야 한다.

09

뺏다고 다가 아니야!
유지가 관건이다

다이어트 시작 후 십여 년 동안 요요가 3번 찾아왔다. 원인은 3번 모두 같았다. 긴장을 놓고, 매일 체크를 하지 않았던 것!

이 정도 감량했으면 괜찮겠다 싶었다. 긴장을 조금씩 놓았더니 매일 올라가던 체중계도 일주일에 한 번으로 줄었다. 그러다 그마저도 체중계와는 이별해 버렸다. 동시에 내 위의 크기도 점점 늘어났다. 어느 날 심상치 않아 체중계를 재보았다. 51kg 나가던 체중이 61kg까지 증가했다. 이런 현상이 3번 정도 찾아왔다. 늘 똑같은 패턴이었다.

나 같은 경우 조금만 긴장을 놓고 느슨해지면 얄짤없이 체중이 늘어났다. 매일을 살 때문에 긴장하며 살 수도 없고 스트레스였다. 평생을 새모이만큼 먹을 수도 없는 노릇이었다. 당시 나의 체중은 51kg을 유지했었다. 내 키에 이 몸무게를 유지하려면 식사량을 엄격하게 제한해야 했다. 근력량도 많지 않았다.

다이어트는 평생 관리하며 해야 하는데 이런 식으로는 요요 없이 유지가 힘들 것 같았다. '어떻게 하면 평생 해야 하는 다이어트를 스트레스받지 않고 건강하게 할 수 있을까?' 생각해 보았다. 생각해낸 것이 기초대사량을 올려주는 방법이다. 근력운동을 열심히 하면 기초대사량이 올라간다. 기초대사량이 올라가면 많이 먹어도 살이 잘 찌지 않는 체질로 바뀐다.

여기서 잠깐, 기초대사량이란? 우리 몸이 생명을 유지하는 데 필요한 최소한의 에너지양을 말한다. 쉽게 말해서, 움직이지 않고 가만히 있는 휴식 상태에서 오로지 생명 활동을 위해 신진대사로 쓰이는 에너지(아무것도 안 하고 숨만 쉬어도 소비되는 에너지)를 말한다. 한마디로 조금만 운동을 해도 지방을 잘 태워 살이 찌기 어려운 몸으로 만들어준다.

당시 내 인바디 근력량은 24kg이었다. 51kg 나가던 체중을 53kg으로 늘리면서 근력량도 올려주었다. 26kg까지 올렸고 체중이 55kg 나갈 땐 근력량이 28kg까지 올라갔다. 기초대사량도 함께 올라갔다. 기초대사량이 올라가면 혈액순환, 노폐물 배출에도 도움이 되니 여러모로 건강한 체질로 만들어

준다.

30대 때는 여리여리한 몸이 좋았다. 적게는 49kg이 나갔고 평균 51~52kg을 유지했다. 앞자리 나이가 4로 바뀌고부터는 근육이 있어 탄탄하고 건강해 보이는 몸이 예뻐 보였다. 새모이만큼 먹고 깡마른 것보다 어느 정도 양을 먹어 가며 웨이트 운동을 하는 것이 나에게 맞았다. 무엇보다 요요 없이 유지하려면 내가 평생 꾸준히 할 수 있는 식습관을 만들어야 한다. 나는 식사량을 조금 늘리는 대신 웨이트 운동도 같이 늘렸고 기초대사량을 올리는 방법을 택했다.

기초대사량을 올리니 많이 먹은 날에도 연연하지 않을 수 있었다. 다음 날 조금 더 운동해 주거나 먹는 것을 줄이면 그만이었다. 살다 보면 많이 먹는 날도 있는 거고 체중은 다시 관리하면 내려간다. 잠시 올라간 체중은 음식의 무게이다. 살은 쉽게 찌지 않는다. 조금 많이 먹었다고 억지로 운동하고 1kg이 늘었다고 스트레스받아 한다면 지속적으로 유지하기 힘들다. 무엇보다 본인 자신이 힘들다.

단순히 살을 빼고자 한다면 적게 먹고 운동을 하면 된다. 하지만 기초대사량이 떨어지면서 살이 잘 찌는 체질이 되고 요요가 온다. 요요 없이 살을 빼려면, 살을 뺀다고 생각하기보다 생활 습관을 바꿔 꾸준히 평생 할 수 있는 생활패턴을 만들어주는 것이 좋다.

기초대사량을 올려 많이 먹어도 살이 안 찌는 체질로 바꾸자. 그래서 요요 없는 예쁜 몸매 평생 유지하자.

잠깐, 기초대사량을 높이려면?

근력운동 : 근육량을 늘려야 한다. 나는 평소 하던 헬스장 기구 무게를 평소보다 1kg 올려서 운동하였다. 그리고 4세트에서 5세트로 늘렸다.

★ **단백질 위주의 식단** : 보통 단백질이라고 하면 닭가슴살만 주구장창 먹는데 나는 맛도 없고 질려서 중단했다. 계란, 닭고기, 두부, 콩, 소고기, 생선, 오리고기, 돼지고기 등 단백질 함유가 많은 음식을 먹는다.

★ **물 마시기** : 나는 물도 많이 마시고 땀도 많이 흘린다. 물을 많이 마시면 소화대사량이 올라간다. 수분을 충분히 섭취해 주자. 수분의 양이 부족하면 기초대사량이 떨어지고 소변 배출이 제대로 되지 않아 부종의 원인이 된다.

★ **체온 상승시키기** : 체온이 올라가면 기초대사량이 높아진다. 반신욕을 추천한다. 혹은 따뜻한 물을 자주 마시는 것도 좋다.

⑩ 살이 빠지고 있다는 '반가운 신호' 6가지

살이 빠지기 시작하면 몸 곳곳에 눈에 보이지 않는 변화가 생긴다. 살이 빠지고 있음을 뜻하는 '반가운 신호'다. 그 신호들을 하나씩 살펴보자.

<u>첫 번째, 좋아하던 음식이 갑자기 자극적으로 느껴진다.</u>
살이 빠지면 다이어트 전 즐겨 먹던 달거나 맵고 짠 음식들이 자극적으로 느껴질 수 있다. 나는 다이어트 후 싱겁게 먹거나 담백한 음식 위주로 먹는 습관이 생겼다. 꾸준히 이런 습관을 유지해 왔기 때문에 짜거나 달달한 맛이 갑자기 자극적으로 느껴지기 시작했다. 유독 짜거나 단것을 먹으면 거부감이 든다. 본연 그대로 먹는 음식이 맛있게 느껴진다면 살이

빠지고 있다는 증거이며 아주 좋은 신호이다.

두 번째, 통증은 사라지고 움직임은 '가뿐'해진다.

살이 찌면 체중이 늘면서 '관절, 인대의 부담이 커지고 통증이 발생할 수 있다. 반대로 살이 빠질 경우, 관절의 부담이 줄면서 통증 또한 완화된다. 움직임에도 변화가 나타난다. 몸이 가벼워지고 평소에 살이 쪄서 힘들었던 동작들이 가능해진다. 불필요한 지방이 사라져 순발력, 지구력 등이 높아지고, 몸에서 지방이 차지하고 있던 면적이 줄면서 동작 가동 범위가 넓어지기 때문이다.

나는 뚱뚱하던 시절 허리와 무릎 통증을 달고 살았다. 앉고 일어설 때마다 '아이고' 소리가 절로 나왔다. 허리도 자주 아팠다. 배에 지방이 많아서 무게 때문에 허리에 부담이 갔던 탓이다. 조금만 움직여도 피곤함을 빨리 느꼈다. 마트 한번 다녀오면 반나절은 누워 있어야 피로가 풀렸다. 쉽게 지치고 몸이 무거우니 게을러졌다. 소파에 누워 있을 때가 제일 편했다.

하지만 살이 빠진 후 거짓말처럼 허리와 무릎 통증이 완전히 사라졌다. 아이들과 외출해도 쉽게 지치지 않았다. 그리고 운동 능력도 좋아졌다. 살이 빠지면 빠질수록 달리기 속도가 빨라졌고 등산 속도도 빨라졌다. 아침에 눈을 떴을 때도 가볍고 개운함을 느꼈다. 평소에 있던 만성 통증이 사라지고 움직임이 가뿐하다면 살이 빠지고 있다는 신호이다.

세 번째, 배고픔에 익숙해지고 배부른 느낌에 거부감이 든다.

살을 빼기 전 나는 배고픔을 참지 못했다. 매 끼니 포만감을 느끼도록 섭취해야 했고, 포만감이 느껴져야 밥다운 밥을 먹었다고 생각했다. 조금만 출출해도 뭐든 먹었다. 배고픈 상태를 가만히 두지 못했다. 배가 고프면 큰일 나는 줄 알았다.

다이어트 후 어느 순간 배고픔에 익숙해졌다. 잠들기 직전 배가 출출한 상태에서 잠이 들었고 자연스럽게 위가 줄어들었다. 조금만 먹어도 배가 불렀다. 배가 부르면 속이 부대끼고 그 느낌이 싫었다. 배가 살짝 고픈 상태가 익숙해진다면 아주 좋은 현상이다. 살이 빠지고 있다는 신호다.

그리고 배에서 '꼬르륵' 소리가 한 번 들리면 내장비만이 연소하고, 두 번 들리면 외모가 젊어지고, 세 번 들리면 혈관이 젊어진다고 한다. 공복을 느껴야 뇌에서 '시르투인'이라는 젊어지는 유전자가 나오기 때문이다. '꼬르륵' 소리는 몸이 스스로 노화방지를 위한 장수 호르몬을 발동시킨다고 한다. 배고픔에 익숙해져야 할 이유이다. (단 성장기 어린이, 임산부, 환자는 제외)

네 번째, 소변량 늘고 땀도 많이 흘린다.

운동과 식단관리를 하기 전보다 소변을 보는 횟수가 늘고,

땀이 많이 나는 것 역시 다이어트가 성공적으로 진행되고 있다는 신호다. 그동안 축적된 노폐물이 원활한 신진대사로 배출되면 소변량과 땀이 늘어나기 때문이다. 소변량이 늘어난 것은 물을 잘 마시고 있다는 신호일 수도 있다. 물을 많이 마시면 신진대사가 촉진돼 지방을 태우는 데 도움이 된다. 다이어트할 때 식단관리만큼 중요한 게 '충분한 수분 섭취'다. 차가운 물을 벌컥벌컥 마시기보다 미온수를 틈틈이 마시는 것을 권한다.

다섯 번째, 사이즈가 감소한다.

체중이 그대로여도 신체 사이즈가 줄고 있다면 살이 빠지고 있다는 신호이다. 제일 쉽게 확인하는 방법은 예전에 입던 옷을 입어 보면 터질 거 같던 단추가 잠기거나, 안 맞던 바지가 들어가는 등 불편했던 옷이 편하게 느껴진다면 살이 잘 빠지고 있다고 생각하면 된다.

여섯 번째, 수면의 질이 개선된다.

몸에 필요 이상의 지방이 쌓이면 목 주변에도 불필요한 지방이 축적되고 이는 잠잘 때 기도를 눌러 호흡을 방해한다. 코골이나 수면무호흡 증상을 일으켜 수면의 질을 떨어뜨린다. 살이 빠지면 잠을 잘 때 호흡이 더 안정적으로 변하며 다음 날 피곤함이 보다 줄어든다. 체중 변화는 없지만 푹 자고 일어난 느낌이 들거나 수월해졌다면 체지방이 감소됐기 때문일 수 있다. 아침에 침대에 누워 한참을 뒤척거리다 겨우 몸을 일으키던 사람이 벌떡 일어나게 됐다면 내장지방이 빠졌다는 신호이다. 수면의 질이 개선되고 있는지 체크해 보자.

위의 6가지 신호 중 하나라도 왔다면 지금 잘하고 있다는 뜻이다. 그러니 포기하지 말자. 무리하게 하는 것보다 꾸준함이 더 중요하다. 이 신호들을 느끼며 즐겁게 운동하자.

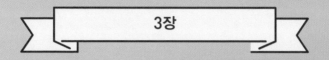

3장

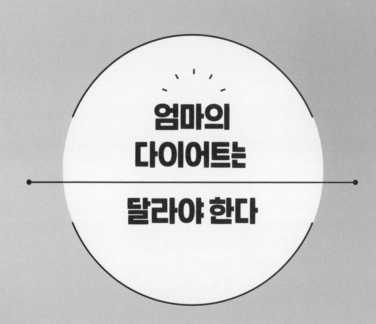

엄마의
다이어트는

달라야 한다

01

PT받지 않아도
몸 만드는 운동법

트레이너 선생님께 1:1로 PT를 받으면 물론 좋겠지만 나는 선생님 운이 좋지 않았는지 번번이 오래가지 못했다. 지속적으로 수업을 받기에 비용도 부담스러웠다. 몇 달의 수업을 받아봤지만 내가 얻은 것은 별로 없었다.

군이 PT받을 필요성을 느끼지 못했고, 헬스장 근력 기구로 혼자 운동해도 충분했다. 요즘은 동네에 편의점 수만큼 헬스장도 많고 시설도 잘되어 있어 마음에 드는 곳을 골라서 갈 수 있다. 저렴한 비용의 헬스장도 많다. 헬스장 근력 기구만 잘 활용해도 남부럽지 않은 몸매로 만들 수 있다. 물론 좋은 선생님을 만나 운동법은 배우는 것이 좋다. 하지만 좋은 선생님 찾기가 쉽지 않은 것이 사실이다.

헬스장을 선택할 때는 비교적 회원이 많은 곳을 권한다. 기구 사용법을 잘 모르겠으면 트레이너 분께 기구 숙지법을 알려달라고 하면 그 정도는 친절하게 알려준다. 혹시 물어보기가 쑥스러우면 기구 명칭을 유튜브나 인터넷 검색창에 치면 상세하게 나온다.

부위별로 여러 가지 근력 기구가 있다. 모든 기구를 한 번씩 다 사용해 운동해 보자. 운동법을 익혔다면 상, 하체를 나누어서 운동한다. 만일 오늘 상체운동을 했다면 다음 날은 하체 운동을 한다. 근력운동은 휴식이 중요하다. 근성장(근력성장)을 위해 분할 운동을 하는 것이 좋다.

기구로 상, 하체 운동을 할 수 있지만 맨몸으로도 가능하다. 스쿼트, 런지는 많이 알려진 운동이다. 나는 그중에서도 런지 운동을 많이 해주었는데 하체 발달에 정말 좋다. 그 외에 매트 위에서도 할 수 있는 운동이 많다. 복근을 키우고 싶다면 크런치(복근운동, 뱃살제거운동)와 레그레이즈(하복부 복근운동)를 추천한다. 나는 두 가지 운동을 매일 해주었다.

힙 운동도 할 수 있다. 나는 브릿지(힙업운동)를 주 2-3회 정도 운동했다. 다양한 운동들이 많은데 그중에서 비교적 간단하고 쉬운 운동을 골라서 했다. 횟수는 처음에는 10개 3세트 정도로 시작해서 조금씩 늘려주면 된다. 지금은 20개 5세트로 하고 있다.

크런치

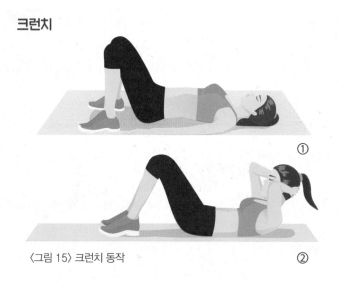

〈그림 15〉 크런치 동작 ②

크런치 운동은 상복부를 강화시켜 주는 대표적인 운동이다.

운동 방법은

–천장을 바라보고 누워서 무릎을 접어 올려서 발이 바닥과 떨어
 지지 않도록 해준다.

–양손을 머리 뒤쪽을 받쳐주거나 귀에 대고 복부에 힘을 주면서
 고개를 살짝 든다.

–어깨 바닥에서 떨어지도록 등을 둥글게 말아주면서 복근을 수
 축해준다. (머리 · 어깨 · 가슴 순으로 상체를 바닥에서 살짝
 들어준다)

–상복부의 긴장을 느끼면서 천천히 위에 역 순서로 바닥에 눕
 는다.

주의사항!

올라갈 때 팔의 힘이 너무 들어가서 목이 너무 꺾이지 않게 조심한다.

레그레이즈

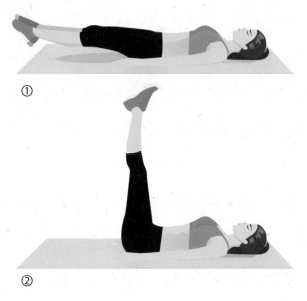

〈그림 16〉 레그레이즈 동작

레그레이즈 운동은 하복부를 강화시켜 주는 대표적인 운동이다.

운동 방법은

－1번 그림처럼 천장을 바라보고 누워서 손을 힙 옆에 위치하게 하고 누워 준다.

－발끝을 당긴 후 허리가 뜨지 않게 바닥에 붙여 하복부의 긴장

을 느낀다.

- 2번 그림처럼 다리를 올려 하복부의 수축감을 느낀다.
- 2번 그림처럼 다리를 올린 후 다시 천천히 1번 그림의 시작 형태로 천천히 돌아가며 반복한다.

브릿지

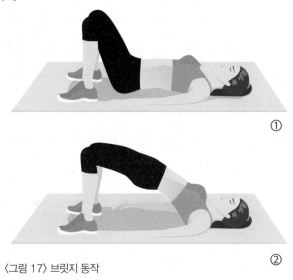

<그림 17> 브릿지 동작

운동 방법은
- 무릎을 세우고 바닥에 편하게 누워 준다.
- 머리, 가슴, 배꼽, 무릎 사이가 일직선이 되도록 몸을 바르게 정렬시켜 준다.
- 허리를 바닥에 붙여주고 팔은 손바닥이 아래로 향하게 편하게

내려준다.

- 발 사이 간격을 골반 정도의 너비로 벌려주고 발 모양은 11자
  가 되도록 만들어준다.

- 엉덩이를 위로 들었을 때 발뒤꿈치가 무릎 아래쪽에 오게 해서
  옆에서 봤을 때 거의 수직이 되도록 한다.

- 코로 숨을 들이마시면서 복압을 잡아준다.

- 발뒤꿈치에 힘을 주면서 엉덩이 힘을 이용해 골반을 위로 들어
  올린다.

주의사항!

- 엉덩이를 위로 들 때 허리를 과하게 꺾는 경우가 있는데 이렇
  게 하면 운동 효과가 제대로 나타나지 않을뿐더러 허리에 지속
  적인 무리를 줘서 허리 부상으로 이어질 수 있다.

- 허리의 힘이 아닌 엉덩이 힘으로 골반을 들어 올린다고 생각해
  야 엉덩이에 힘이 더 잘 들어온다. 이때 발바닥으로 땅을 누르
  면서 올라오면 엉덩이 힘을 좀 더 잘 사용할 수 있게 된다.

- 무릎 사이의 너비가 발 사이의 너비보다 좁아지지 않게 주의
  한다.

- 발이 양옆으로 돌아가거나 안쪽으로 모이지 않게 주의한다.

- 목에 너무 힘이 들어가지 않게 하고 엉덩이에 힘이 들어가는지
  손으로 만져주면서 체크해 주어라.

근력운동과 함께 유산소운동도 병행해 주어야 한다. 유산소운동은 체력증진 및 지방감소에 크게 도움이 된다. 체력이 좋아지게 되면 일상생활이나 육아, 살림할 때도 덜 지치게 된다. 러닝머신도 괜찮다. 나 같은 경우에는 스피닝으로 시작했다. 러닝머신을 할 경우 러닝도 좋지만, 인클라인을 올려서 빨리 걷는 것도 칼로리 소모에 좋다. 그 외 싸이클도 있고 요즘은 천국의 계단도 다이어터들 사이에 인기가 많은 것 같다.

유산소운동 시간은 처음 20~30분 정도로 시작하고 체력이 생기면 조금 더 늘려주어도 좋다. 근력운동 후 유산소운동을 추천한다. 유산소운동을 먼저 하게 되면 근력운동을 할 때 쓰일 에너지원이 부족해 효율적으로 되지 않아서이다.

많은 엄마들이 정말로 운동하면 쭈글쭈글하던 배에 복근이 생기느냐고 묻는다. 진짜 생긴다. 나는 특히 출산 후 흉측해진 내 배가 너무 보기 싫어서 복근운동만큼은 매일 했다. 크런치와 레그레이즈만으로 복근이 보이고 배가 탄탄해진다. 무언가 특별한 기구 운동이 아니어도 괜찮다.

매일 거울로 배 상태를 확인했다. 어느 순간 변화하는 배를 보며 감격했다. 배뿐만이 아니다. 헬스장 기구만으로 하체와 상체에 탄력이 생기고 꾸준히 하다 보면 '저 엄마 운동 좀 했네.' 하는 몸으로 바뀐다. 그냥 꾸준히 하기만 하면 몸은 변한다. 몸은 정직하다. 중간에 며칠 쉬어도 된다. 일주일이든 보름이든 쉬었다가 다시 또 시작하면 된다. 그만두지만 않으면 무조건 바뀔 수 있다. 중요한 건 꾸준함이다.

　근력운동과 유산소운동이 끝났다면 스트레칭을 해주는 것도 잊지 말자.

맨몸으로 할 수 있는 운동 ⊕ 삼형제 맘의 운동루틴

1. **크런치** : 복근(상복부)운동. 매일
2. **레그레이즈** : 복근(하복부)운동. 매일
3. **브릿지** : 힙운동. 주 2~3회
4. **스쿼트, 런지** : 하체운동. 주 2~3회
5. **팔굽혀펴기** : 복부 및 팔, 어깨 등의 전신운동 효과. 주 2~3회

02
혼자 다이어트가 힘들면 함께하라!

다이어트 중에는 아무래도 제한되는 것이 많다. 외식도 멀리 해야 하고 자연스레 바깥 모임이나 외부 활동 횟수가 줄어든다. 한마디로 외롭다. 그렇다고 도시락을 싸서 사람을 만나기도 상대방에게 부담을 준다. 만남을 가지면 자연스레 식사를 하게 될 텐데 혼자 도시락을 먹기가 미안한 것이 사실이다. 몇 번 반복되다 보면 '오늘은 그냥 먹지 뭐. 오랜만에 만나는데 어쩔 수 없지.' 하며 쉽게 포기하기도 한다.

그럴 때 좋은 방법 몇 가지를 소개하겠다.

<u>첫 번째, 맘 카페를 활용하라.</u>

보통 지역마다 '엄마들 카페'가 있다. 예를 들어 수원에 거주하고 있으면 '수원맘'으로 네이버나 다음 카페 검색창에 지

역명을 치면 검색될 것이다. 가입 후 게시글에 '다이어트'를 검색하면 많은 글이 검색되는데 그중 함께 다이어트하자는 글들이 종종 올라온다. 단톡방을 만들어 서로 체중이나 식단을 공유하며 운동인증 사진을 올리는 방식이다.

같은 뜻을 가진 단톡방이라 덜 지치고 덜 외롭다. '오늘 라면이 먹고 싶은데 먹을까 말까?' 고민하다가도 단톡방 동료들이 열심히 운동 사진 올리고 관리하는 모습을 보면 저절로 식욕이 다스려진다. 나는 이런 단톡방을 몇 번 참여해 보았는데 효과가 아주 좋았다. 전원 모두 목표 감량에 성공해서 실제 만나 자축모임을 가진 적도 있다. 정말 행복한 경험이었다.

두 번째, 운동동호회나 모임에 가입하라.

출산 후 다이어트를 하려고 갔던 집 앞 헬스장에서 나는 신세계를 겪었다. 오전 시간이라 대부분 여자분들이기도 했지만, 정말 많은 여자분들이 열정적으로 운동하고 있는 모습을 보고 놀라지 않을 수가 없었다.

운동동호회나 모임은 더 놀라웠다. 운동이 생활화된 분들이라 다들 몸도 탄탄하고 날씬했고 모든 것이 멋져 보였다. 운동모임에 낀 만큼 운동을 하지 않을 수가 없었다.

처음에는 운동을 헬스장 내 GX 프로그램인 스피닝으로 시작했지만, 체력이 조금 생기기 시작하니 조금 더 욕심이 생겼다. 마라톤이라는 운동에 관심이 가기 시작했다. 집 근처에 운동모임이 없는지 검색해서 바로 모임에 나갔다. '세상에는 정말 멋진 사람이 많구나'를 느꼈고 나도 그 틈에 끼고 싶었다. 열심히 모임에 나갔고 함께 운동했다. 체력이 점점 좋아지는 것이 느껴졌다. 마라톤 대회에도 난생 처음 나가 보았다. 이것 또한 신세계였다. 살이 빠지는 건 당연했다.

세 번째, SNS(인스타그램)로 소통해라!

SNS를 하다 보면 '운동하는 여자'라던가 '운동 소통', '오운완'(오늘 운동 완료), '다이어트 식단' 등 다이어트 관련 키워드만 검색하면 많은 게시물이 나온다. 많은 다이어터들이 SNS에서 운동이나 식단을 인증하는 게시물을 올린다. 내가 닮고 싶은 분을 팔로우하고 나도 운동이나 다이어트 관련 게시물을 꾸준히 올리다 보면 인친(인스타친구)이 생긴다. 소통하다 보면 자연스럽게 동기부여가 되고 다이어트 성공에 한 걸음 더 가까워지게 된다.

나는 인스타로 또 한 번 놀랐다. 세상에는 정말 멋지고 열심히 운동하는 분들이 많다는 것을 말이다. 멋진 몸을 보면서 많은 자극을 받았고 비슷하게라도 닮고 싶어서 열심히 운동하고 관리하였다. 주위 환경을 다이어트할 수밖에 없는 환경을 만들어 놓으면 포기하고 싶다가도 지속할 수밖에 없다.

지금까지 혼자가 힘들면 함께하라고 말했지만 어디까지나 랜선상 함께하거나 운동동호회에서 가끔 한 번씩 만나는 정도로만 하길 권장한다. 운동은 혼자 하는 것이 가장 효과가 좋다. 특히 다이어트를 위해 헬스장을 등록할 때 친구랑 같이 등록하면 십중팔구 망한다.

혹시라도 친구가 '우리 오늘은 운동 쉬고 맛있는 거 먹으러 가지 않을래?'라고 유혹을 할 수도 있고 또 매일 함께 운동하다가 친구가 행여 빠지기라도 하면 덩달아 가기 싫을 수도 있다. 의도치 않게 빠지게 된다. 또한 열심히 운동한 후 친구랑 바깥에서 외식할 확률도 올라간다. 시중에 음식점들은 대부분이 자극적이고 조미료가 많이 들어가서 칼로리가 높다. 실컷 열심히 한 운동이 부질없어질 수 있다.

헬스장에서 사람을 사귀게 되는 경우도 있는데 이때도 깊게 만나지 말자. 사람 사귀는 것이랑 다이어트랑 무슨 관계가 있느냐고 할 수도 있다. 나는 지금 다니고 있는 헬스장을 12년간 다니면서 많이 봐왔다. 그렇게 오래갈 것 같았던 여자 회원 분들의 관계가 허무하게 끝나는 것을 말이다. 물론 오랫동안 관계를 유지하는 분들도 있겠지만 사회에서 만난 여자들의 우정은 얄팍했다. 운동 후 맛집도 다니고 함께 운동하며 열심히 지내다가도 어느 순간 서로 험담하고 뒷담화하다가 악연으로 이어지기도 했다. 한쪽은 자연스레 헬스장을 떠나게 되고 마음의 상처도 입게 된다. 집에서 가깝고 마음에 드는 헬스장을 골라서 등록했을 텐데 그런 일로 헬스장을 또 옮

기게 되면 다이어트에도 마이너스이다.

헬스장은 처음부터 혼자 다니는 것이 좋다. 혼자 운동하며 사색도 하고 그런 시간을 즐기다 보면 나만의 힐링 시간이 된다. 운동은 '외로운 싸움'이다. 어느 누구와 비교할 것도 없이 오직 내 몸만 보고 판단하고, 지속해야 한다. 그렇기에 외롭다. 외로움을 즐겨야 한다.

가끔 혼자가 힘들면 함께하자. 다이어트는 장기 마라톤이다. 지속할 수 있는 원동력을 만들어야 한다.

03

내가 강추하는 다이어트에
특히 좋은 운동

지금까지 수많은 운동을 해봤다. 그중 내가 가장 강력 추천하는 다이어트에 특히 좋은 운동을 몇 가지 소개하겠다.

첫 번째, 나에게 운동의 재미를 느끼게 해준 스피닝이다.

보통 동네 헬스장에 하나쯤은 있다. 일단 지루하지 않고 재밌다. 신나는 음악과 현란한 조명 아래 회원들과 함께 구령하고 율동하면서 50분 수업이 번개처럼 지나간다. 땀은 비가 오듯 쏟아지고 땀과 함께 육아 스트레스도 빠져나간다. 수업 전 기분이 저기압이었다가도 운동 후엔 신기하리만치 기분이 업 되어 있다.

단시간에 많은 칼로리(800~1000칼로리)를 소모한다. 유산소운동과 근력운동의 효과를 동시에 경험할 수 있다. 싸이클을 타면서 운동하다 보니 하체 근력이 매우 좋아진다. 율동과 푸쉬업을 하면서 상체 근력에도 도움을 준다.

처음 스피닝을 접하고 5년 이상 탔다. 한번 접하면 운동에 '운'자도 모르는 초보자도 운동하는 엄마의 세계로 인도해 준다. 첫 수업 때 나는 맨 뒷자리에 앉았다. 앞자리에 앉아서 운동하는 회원 분들은 보통 오래 타신 분들이다. 오래 타서인지 몸매도 매우 훌륭하다. 그분들을 보며 더욱 불태워 운동했다.

초보자라 처음 헬스장에 갔을 때 헬스트레이너 없이 혼자서 어떤 운동을 하거나 하면 외롭고 흥미도 떨어져 지루해질 수밖에 없다. 하루 이틀 가다가 빠지거나 하다가 안 가게 되는 경우가 상당히 많다.

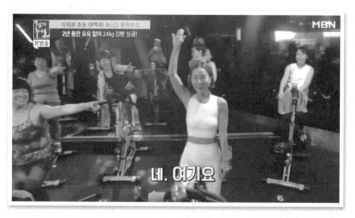

〈사진 18〉 운동의 재미를 갖게 해준 스피닝. 스피닝으로 많은 감량을 하였다.

만약 트레이너 없이 등록만 해 헬스장을 갔다면 스피닝과 같이 단체로 하는 운동을 등록하면 지루하지 않고 날마다 제 시간에 가 하게 된다. 처음 헬스장을 등록하는 분들은 꼭 단체 운동에 등록하기 바란다. 처음부터 등록하는 것이 부담되면 1~10회 체험을 해본 후 시작해도 좋다. 스피닝(요가 등) 같은 GX프로그램이 있는 헬스장을 찾아 등록해 운동해 보기 바란다.

두 번째, 러닝머신 '인클라인(incline)' 올려서 '걷기'이다.

쉽게 말해서 평지가 아닌 오르막을 걷는다고 생각하면 된다. 보통 헬스장에서 러닝머신 타는 분들을 보면 그냥 걷기만 하신다. 그냥 걷기만 하면 칼로리 소모는 별로 되지 않는다. 그러면 러닝머신에서 왜 러닝은 안 하고 인클라인을 올려서 타느냐고 물을 수도 있다. 사실 러닝머신 위에서 러닝만 계속 하면 지루하고 걷는 게 싫어질 수 있다. 게다가 걷기는 칼로리 소모가 적다. 어떻게 하면 칼로리 소모를 높이면서 재미있게 할 수 있을까 고민하다가 우연히 러닝머신에서 인클라인을 올리고 걸어보았다. 땀이 엄청나게 났다. 칼로리 소모도 러닝보다 높다는 것을 알았다. 신기한 점은 러닝보다는 덜 힘들게 느껴진다는 점이다. 그렇게 인클라인을 올려서 걷기 시작했다.

처음에는 인클라인 5로 시작했고 점점 높이다가 지금은 인클라인 10으로 걷는다. 십 분만 걸어도 땀이 엄청나게 나온다. 주 포인트는 1) 보폭은 짧게 2) 발바닥 뒤꿈치에 힘을 주고 걷는다. 처음 10~20분 정도 하다가 본인 체력에 맞게 조금씩 늘려주면 된다. 러닝만 하는 것이 힘들거나 그냥 걷기보다 운동 강도를 올리고 싶다면 평지 걷기와 오르막 걷기, 러닝을 섞어서 하면 좋다. 혹은 요일을 정해 하루는 러닝, 하루는 오르막 걷기, 평지 걷기로 번갈아 가며 해도 좋다.

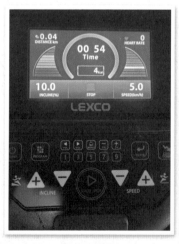

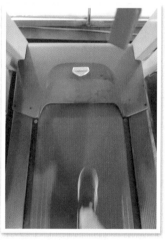

〈사진 19〉 인클라인 10, 스피드 5로 설정된 러닝머신 사진. 처음에는 인클라인 3으로 시작했다. 체력이 올라가면 조금씩 올려주었다.

〈사진 20〉 인클라인을 올려주면 평지가 오르막으로 변신한다.

세 번째, 달리기이다.

달리기는 체지방을 줄이는데 굉장히 많은 도움을 주는 유산소운동 중 하나이다. 기초체력을 올리는데 달리기만 한 것이 없다. 생전 달리기와 거리가 멀었던 나는 뛰는 자체가 너무 힘들고 괴로웠다. 등산과 마찬가지로 마라톤하는 사람들을 이해하지 못했다. 스피닝을 시작으로 체력이 올라가면서 자연스럽게 달리기도 시작하게 되었다.

공복에 달리기를 하면 다이어트에 특히 도움이 많이 된다. 나는 다이어트 정체기가 오면 달리기를 평소보다 추가하였다. 그러면 요지부동이던 체중이 조금씩 아래로 움직였다. 마음만 먹으면 집 앞 그 어디든지 운동 공간이 된다. 집 앞 공원이나 하천을 자주 달렸다. 막연하게 달리는 것보다 마라톤 같은 목표를 정해 두고 하면 더 열심히 하게 되고 체중감소 효과도 크다.

유산소운동은 20분 정도 경과하면 지방연소 효과가 일어난다. 처음에는 5km 단거리 목표로 도전해서 10km, 하프코스, 점차적으로 늘려 가면 된다. 너무 무리해도 관절에 부담이 갈 수 있으니 주 2~3회가 적당하다. 처음에 5분 달리고 1분 걷기를 반복하다가 점점 시간을 늘려 나가면 된다. 빨리 달리는 것보다 부상 입지 않고 꾸준히 하는 것이 중요하다.

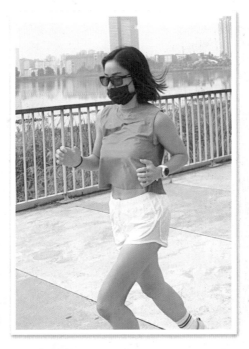

〈사진 21〉 주로 이른 아침에 달리기를 하였다. 미세먼지가
많거나 더운 여름, 추운 겨울에는 실내 러닝머신을 이용했다.

네 번째, 근력운동이다.

출산 후 늘어난 뱃살과 탄탄한 몸을 만들기 위해서 근력운
동은 필수이다. 나는 주로 헬스장에 구비되어 있는 기구를 이
용했다. 오늘 상체운동을 했다면 다음 날은 하체운동으로 나
누어서 하였다. 단, 복부 운동은 매일 하였다(크런치, 레그레이

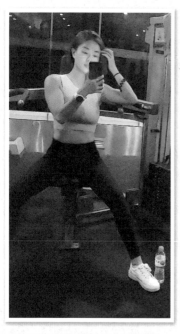

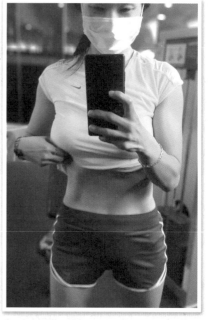

〈사진 22〉 헬스장 기구로 근력운동을 하였다.

〈사진 23〉 복부 운동은 매일 해주고, 눈바디로 자주 확인했다.

ㅈ). 근력운동 후 마무리로 스트레칭도 해주었다. 나는 유연성이 많이 부족했다. 운동 후 체온 상승하였을 때 스트레칭을 하면 관절의 가동범위가 늘어나 효과적이었다. 스트레칭 영상은 유튜브에 검색해 보면 많은 자료가 있기 때문에 보고 내 몸에 알맞은 동작을 적용하면 된다.

다섯 번째, 등산이다.

사실 운동하기 전, 그러니깐 다이어트 전에는 등산하는 사람을 잘 이해하지 못했다. 어릴 적 부모님을 따라 몇 번 산에 가봤지만 아무런 재미를 못 느꼈고, 갈 필요성도 느끼지 못했다. 내가 산을 좋아하게 된 계기는 '트레일러닝'이다. 마라톤에 흥미를 잃어갈 무렵 색다른 대회를 찾다가 트레일러닝 대회를 알게 되었고 트레일러닝에 푹 빠지면서 자연스럽게 산을 좋아하게 되었다.

등산의 좋은 점은 칼로리 소모가 아주 높다는 점이다. 오르내리면서 온몸을 쓰게 된다. 그리고 계절의 변화를 느낄 수 있는 자연풍경을 감상하는 자체로 힐링이 된다. 나이가 든 탓일까. 자연 속에 있으면 마음이 차분해지고 한발 한발 천천히 산을 오르면서 저절로 마음의 치유가 이루어졌다. 정상에 가서 탁 트인 풍경과 하늘을 바라보고 있으면 여기가 천국인 듯했다. 산을 오르면서 산이 나를 감싸주고 마음을 어루만져 주는 듯한 느낌을 많이 받았다.

살면서 힘든 시기가 몇 번 있었는데 그럴 때마다 산을 오르곤 했다. 산은 또 다른 나의 엄마 같았다. 운동과 동시에 정신적 치유가 함께 되는 셈이다. 코로나로 모든 헬스장이 문을 닫고 운동할 곳이 없었을 때도 산을 찾았다. 대부분의 사람이 코로나 때 '확찐자'가 되었지만 나는 예외였다.

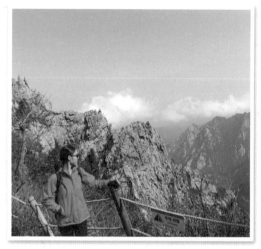

〈사진 24〉 관악산
대부분의 산들이 외곽에 있는데 관악산은 사당역과 가까워
쉽게 갈 수 있다.

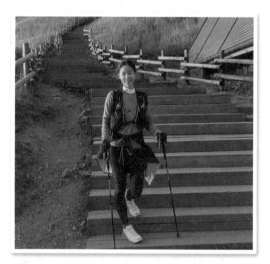

〈사진 25〉 영남알프스 간월재
말이 필요 없는 곳. 죽기 전에 가봐야 할 곳이다.

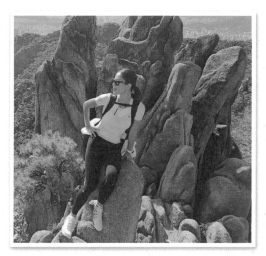

〈사진 26〉 설악산 공룡능선
보는 순간 감탄사가 절로 나오는 곳이다.

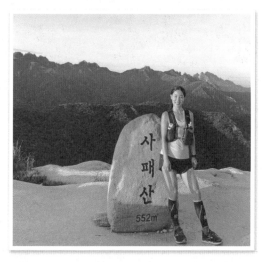

〈사진 27〉 '불수사도북(불암산, 수락산, 사패산, 도봉산,
북한산)' 종주 산행 중 사패산에서

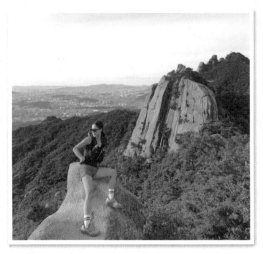

〈사진 28〉 북한산에서
모든 산들이 비슷해 보여도 저마다의 특색이 있다.

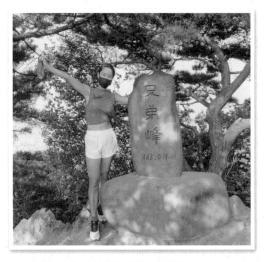

〈사진 29〉 우리 집과 제일 가까운 광교산
헬스장이 지겨우면 산으로 간다.

산을 꾸준히 다녔더니 헬스장에서 운동하였을 때보다 체중은 더 감량하는 효과를 보았다.

집 근처에 산이 하나쯤은 있을 것이다. 용기를 내어 꼭 산에 가 보기를 추천한다. 한번 가 보면 별거 아니다. 우리 집에서 비교적 가까운 산은 광교산이다. 처음에 혼자 산에 가는 것이 얼마나 무서웠는지 모른다. 낮인데도 말이다. 큰마음 먹고 산을 가기로 하고 남편한테 신신당부했었다. 혹시나 내가 산에 간 후 연락이 되지 않으면 실종 신고를 꼭 해달라고 부탁하고 산을 올랐다. 워낙에 겁도 많았고 산에 대해 좋지 않은 이야기를 많이 들어서였다.

막상 산에 오르니 지나친 걱정이었다는 것을 알게 되었다. 사람이 다니는 등산로는 위험하지 않다. 한번 용기 내서 가 보니 별거 아니었고 두렵지 않았다.

그 후 산 마니아가 되었다. 계절의 변화나 자연을 더 느껴보고 싶어서 설악산, 지리산, 덕유산, 한라산 등 여러 지역의 산을 올랐다. 죽기 전에 명산들은 꼭 가 보기를 강력하게 추천한다. 자연의 위대함과 환상적인 풍경에 매료될 것이다.

정말 좋다. 이런 풍경들은 죽기 전에 꼭 봐야 한다. 그냥 감동이다. 무조건 가 보길 바란다. 나는 헬스장에서 하는 운동이 지겨우면 무조건 산으로 간다. 주기적으로 산을 찾아 마음의 평화를 얻는다. 다이어트는 저절로 따라온다. 산의 매력에 꼭 빠져 보길 바린다. 여긴만 되면 나는 산 바로 옆에 있는 집에서 살고 싶다.

04

하체를
키워라

목욕탕에서 반신욕을 매일 하다 보니 여러 사람의 몸을 본의 아니게 매일 보게 된다. 목욕탕에는 특히 사우나를 하러 오는 아주머니들이 많다. 그런데 누구 하나 할 것 없이 E.T처럼 팔다리는 가늘고 배는 볼록한 몸이다. 이런 분들 대부분이 허리와 무릎이 좋지 않고 조금씩 지병을 가지고 있다. 배는 많이 나오고 다리에 힘이 없다 보니 걸을 때도 힘겨워 보인다.

하체가 부실하면 관절을 잡아줄 힘이 부족해 각종 통증 유발과 여러 질병을 초래한다. 하체가 약해지면 뇌세포를 재생시키는 자극이 줄어들어 뇌의 퇴화와 인지 기능이 저하되어 치매도 빨리 온다는 연구 결과도 있다. 하체 근력을 키우면 기초대사량이 더욱 빠르게 증가해 다이어트에도 큰 도움을 준다.

특히 평소에 단것을 좋아해서 혈당이 걱정되는 분들은 허벅지운동을 필수로 해야 한다. 허벅지에 근육이 많으면 혈당이 쉽게 높아지지 않는다. 혈당 조절하는 '인슐린'의 기능이 좋아져 당뇨병의 발생 확률이 더욱더 낮아진다. 또한 신진대사를 촉진시켜 몸의 노화를 늦추는 데에도 좋은 영향을 준다.

우리 몸은 중년이 되면 자연스럽게 근육이 감소한다. 건강한 사람도 예외는 아니다. 40세 이후 매년 1%씩 근육이 감소하는 사람도 있다. 근육은 자꾸 줄어드는데 별다른 운동도 안 하고 단백질 섭취마저 부실하면 당뇨병 등 각종 질환이 덮칠 수 있다.

하체 부실 자가진단 체크리스트 증상

▶ 평소 유독 잘 넘어진다.(   )

▶ 한 발로 서서 균형 잡기 어렵다.(   )

▶ 계단을 쉬지 않고 열 개 오르기 힘들다.(   )

▶ 계단 오를 때 손잡이에 의지한다.(   )

▶ 건널목 건널 때 내가 제일 늦다.(   )

▶ 앉았다 일어서기 힘들다.(   )

젊을 때부터 근육을 '저축'해 놓아야 중·노년에 올 수 있는 질병과 사고 등에 대비할 수 있다. 오래 병상에 누워 있더라도 회복 속도가 빠르다. 앞 페이지의 하체 부실 자가진단 체크리스트 질문에 답해 보자. 6가지 모두 체크되었다면 굉장히 부실하다는 뜻이다. 운동이 필요하다.

헬스장을 가지 않더라도 생활 속에서 하체를 튼튼하게 할 수 있는 실천 방법을 알아보자. 어렵지 않으니 함께 해보자.

1. 집안에서라도 앉지 말고 서 있기

하루에 3시간씩만 서 있으면 1년 동안에 마라톤을 10회 이상 완주한 것 같은 효과가 있다.

2. 집안에서 외발 서기

틈날 때마다 외발로 서 있어 보자. 두 발로 서는 것보다 훨씬 힘이 들어가고 근력이 생긴다. 비틀거리더라도 버티다 보면 조금씩, 조금씩 외발로 서는 시간이 늘어난다.

3. 앉아 있을 때 다리 뻗기

의자에 앉아서 다리는 골반 너비로 벌리고 한쪽 다리를 들고 10초를 유지한 후 다리를 내리는데 바닥에 닿지 않고 다시 올려서 10초를 유지한다. 처음에는 3~5회하다가 횟수를 조금씩 늘려간다.

4. 다리에 책 끼우기 운동

나이가 들면 내전근(허벅지 안쪽) 사용을 잘하지 않다 보
니 약화된다. 내전근이 약화하면 다리가 휘어지고 계단
오르기가 어려우며 무릎 골반 불안정, 팔자걸음 등이 발
생한다. 내전근이 튼튼하게 받쳐 줘야 허리에 무리한 힘
이 가해지지 않는다. 보통 내전근이 약한 사람들이 허리
로 힘을 쓰게 되고, 허리통증을 유발한다.

무릎 사이에 5cm 이상의 책을 끼고 유지만 하여도 내전
근이 강화되면서 자세가 안정적으로 되고 요통도 없어
지게 된다. 내전근에 힘을 주어 10초간 유지하자. 3회
반복하고 조금씩 횟수를 늘려 가면 된다. 많이 힘들면
책 대신 쿠션으로 대체하자.

5. 까치발 들고 운동 매일 하기

종아리 근육은 펌프 기능을 통해 심장으로 돌아가는 혈
액순환에 도움을 주므로 '제2의 심장'으로 불린다. 이 근
육이 약하면 기립성 저혈압이 발생할 수 있다. 까치발운
동은 발뒤꿈치를 들어올렸다 내렸다 하기를 반복하면서
자신의 체중으로 종아리 근육을 키워 주는 간편한 운동

법이다. 규칙적으로 하는 것이 중요하다.

6. 계단 오르기, 스쿼트, 등산

단, 무릎이 좋지 않다면 스쿼트와 등산은 제외하자. 계단을 내려가지 않고 오르기만 하여도 허벅지 근육을 탄탄하게 잡는다.

7. 매일 단백질 섭취하기

매 끼니마다 근력의 재료인 단백질 식품을 충분히 섭취하여야 한다. 그래야 근력을 유지할 수 있다.

온몸의 근육 중 중요하지 않은 것이 없겠지만 특히 하체 근력은 모든 신체의 원동력이 되므로 필수적이다. 근력운동 후에 근육이 적절히 자극되면 알이 배어 약간의 뻐근한 통증이 발생할 수 있는데, 이는 자연스러운 현상이다. 뻐근함을 즐겨라. 식후 1~2시간 이내에는 운동을 하지 않는 것이 좋다. 이 시간을 제외하고 일상에서 위의 7가지 방법으로 운동해 보자. 하체가 튼튼해지면서 체력도 좋아지게 된다.

'다이어트 약' 절대 먹지 마라

헬스장에 아주 가끔 드문드문 보이는 언니가 있다. 어느 날 마주쳤는데 얼굴이 홀쭉해 보였다. 왜 이렇게 홀쭉하냐고 물으니 요즘 다이어트 약을 먹고 있다고 했다. "와 언니 약으로 어떻게 살을 빼요?"라고 물으니 약을 먹으면 식욕이 감퇴해서 저절로 살이 빠진다고 했다.

그로부터 몇 개월 후 다시 마주친 그 언니는 본래보다 더 살이 쪄서 나타났다. 약을 끊었더니 요요가 왔다며 한숨을 쉬었다. 나는 약이라면 뭔가 거부감이 들어 애초에 단 한 번도 약으로 살을 빼 볼 생각은 해보지 않았다. 얼마나 절박하면 약을 찾을까 싶기도 하지만 세상에 공짜는 없다. 돈도 쉽게 벌면 흥청망청 쓰다가 망하는 것처럼 다이어트도 그렇다. 쉽게 빼면 배로 불어나는 무시무시한 요요가 온다.

잠깐! 다이어트 약에 대해서 알아보자. 다이어트 약은 식욕을 억제하거나 영양분 흡수를 저지함으로써 몸에 들어오는 열량을 최소화하고 이에 따라 체지방 감량을 시킨다. 다이어트 약 종류에는 식욕억제제, 흡수 전환 저해제, 대사 촉진제, 포만감 유도제 4가지가 있다. 하나씩 자세히 살펴보자.

1. 식욕억제제

가장 많이 사용하는 약제로 식욕억제제 대다수는 항우울성 약이다. 즉, 우울증 환자에게 사용하는 정신질환 치료제이다. 오용, 남용 시에 정신질환을 일으킬 수 있는 약들이니 절대적으로 조심해야 한다.

2. 흡수 전환 저해제

흡수 전환 저해제로 대표 격인 오를리스타트, 파제올라민, 가르시아 캄보지아 추출물들이 있다. 오를리스타트는 지방의 체내 흡수를 억제하는 약이다. 파제올라민과 가르시아 캄보지아 추출물은 탄수화물 흡수 억제 효과가 있다.

3. 대사 촉진제

녹차 추출물은 지방 산화와 에너지 소비를 증가시키는 작용을 한다. 아세트아미노펜, 카페인, 에페드린 등은 열 생성을 촉진해 대사율을 높인다.

4. 포만감 유도제

대표적으로 아르긴산과 카폭시셀룰로오스가 있으며, 식이섬유 성분으로 위 속에서 물을 끌어들여 포만감을 증대시킨다.

식욕억제제의 대표적인 부작용으로 입 마름, 불면, 어지럼증과 소화불량이 있다. 게다가 대부분 항우울성 약으로 구성되어 있다 보니 오용, 남용 시 우울, 환청, 공황, 정신분열증 등의 정신 이상증세를 일으킬 수 있다. 이러한 문제점은 〈그것이 알고 싶다〉에서도 소개된 적이 있다.

바로 나비처럼 생겨 '나비 약'으로 알려진 '펜터민'이다. 펜터민은 신경 말단에서 신경전달물질인 노르에피네프린의 분비를 증가시키고 재흡수를 억제해서 노르에피네프린 농도를 높여 식욕을 억제하는 효과를 나타낸다. 여기에 도파민 분비도 함께 증가시켜서 식욕억제 효과를 높인다.

노르에피네프린과 도파민 작용이 높아지면 교감신경이 항

진상태로 만들어주는데 이는 숨이 턱에 찰 정도로 격렬한 운동을 한 상태와 비슷해진다. 엄청난 흥분상태에 있는 것과 같다. 그러다 보니 식욕이 돌지 않고 빠른 시일 내 체중 감량 효과가 있다. 단, 의존성과 내성을 유발할 수 있고 무엇보다 향정신성의약품으로 지정되어 있는 위험한 약물이다. 펜터민 적응증은 식이요법과 운동요법에 반응하지 않는 초기체질량지수 BMI(Body Mess Index)가 $30kg/㎡$ 이상인 경우나 고혈압, 당뇨, 고지혈증과 같은 다른 위험인자가 있거나 BMI가 27 이상인 비만 환자일 경우다. 보통 행동수정 및 칼로리 제한을 기본으로 하는 체중감량 요법을 할 때, 단기간 보조요법으로 사용하는 약물이다.

대부분은 이 적응증에 해당하지 않는다. 환자가 요청하면 그냥 처방해 준다. 왜 약을 의사만 처방할 수 있을까? 그만큼 잘못 복용하면 몸에 미치는 영향이 크기 때문에 제대로 배운 의사만이 처방할 수 있다는 점을 잊지 말아야 한다. 꼭 먹어야 한다면 제대로 알고 먹자.

평생 약을 먹으며 체중을 유지하는 것은 불가능하다. 장기간 약을 먹으면 약 중독과 우울증, 조울증, 자살 충동 등의 부작용이 생긴다. 약을 중단하면 요요현상 및 금단현상이 나타난다. 건강하게 정정당당하게 살을 빼자. 어떤 일이든 요행을 바래서는 오래갈 수 없고 성공할 수 없다. 백날 약 먹어봐라.

살이 빠지는가. 빠진다고 해도 장기 유지는 힘들다.

그러니 약 같은 것 절대 먹지 마라.

삼형제 맘의 한마디

정작 살아가는데 필요한 음식의 양은 그리 많지 않습니다. 허전한 마음을 채우다 보니 더 많이 먹게 되고, 아무리 먹어도 부족한 것이지요.

배가 고픈 것인지 아니면 마음이 고픈 것인지 지켜볼 수 있는 눈을 깨우는 것이 우선입니다.

06

몸 운동만 하지 말고
'얼굴 운동'도 해라

자고로 운동이라 하면 몸 운동을 떠올린다. 맞다. 그게 운동이다. 그런데 얼굴도 운동해 주면 예뻐진다는 사실, 알고 있는가?

얼굴 운동을 하면 많은 산소와 영양분을 공급해 노화를 방지하고, 얼굴에 뭉친 근육을 풀어 주어 피부 탄력 강화에 효과적이다. 매일 운동하면 몸에 근력이 생기고 유연해지듯이 얼굴 운동도 부지런히 꾸준히 해주면 순환이 잘되면서 예뻐지고 빛이 난다.

TV 프로그램 〈에브리바디〉에서도 얼굴 운동의 중요성에 대해 말하며 운동법을 소개한 적이 있다. 평소 안 쓰던 눈썹과 이마 등의 얼굴 근육을 움직이다 보니 주름을 막아 주고

근육과 피부를 탄력 있게 해준다. 목부터 얼굴까지 혈액순환
도 원활하게 해준다. 눈가, 팔자주름, 목 세 곳이 포인트다.

함께 따라 해보자.

1. 이마주름 없애기, 안면근육 풀기

① 눈을 힘껏 감는다.

② 혀를 최대한 내밀면서 눈을 최대한 크게 뜬다.

③ 반복한다.

2. 팔자주름 없애기

① 손바닥에 진하게 마릴린 먼로처럼 뽀뽀한다.

② 팔자 주름이 펴지도록 세게 키스한다.

3. 목주름 없애기

① 천장을 바라보며 입술을 최대한 내민다.

② 진하게 뽀뽀한다.

③ 최대한 입술을 내밀어야 효과적이다.

4. 그 외

① 입에 바람 넣기

풍선을 불듯이 입안을 가득 부풀리면 얼굴 전체 근육이

이완돼 주름 예방에 도움이 된다. 최대한 공기를 불어 넣어 입안 공간이 넓어지게 만든다. 이 상태에서 15초 유지하고 바람을 빼는 것을 3~6회 반복한다. 15초 동안 입안에서 공기를 굴리는 느낌(좌, 우)으로 움직이면 더 효과적이다.

② '아 에 이 오 우' 소리내기

'아 에 이 오 우' 소리를 내면서 얼굴을 두드리면 평소 잘 사용하지 않는 입 주변 근육을 자극할 수 있다. 먼저 손을 오므린 뒤 '아' 소리를 내면서 입 주변을 15초 정도 두드려준다. 마찬가지로 '아, 에, 이, 오, 우' 발음을 하면서 동작을 반복한다.

입뿐 아니라 눈 둘레 근육인 안륜근을 같이 두드려주면 효과가 크다. 양 손가락 중지를 이용해 안쪽에서 바깥쪽으로 원을 그리듯 마사지해 주면 된다.

③ 목 젖히기

목 스트레칭을 하면 턱선이 당겨져 얼굴주름 예방에 도움이 된다. 게다가 목도 피부가 얇아 주름이 잘 생기는 부위인데, 목주름도 예방할 수 있다. 앞, 뒤, 왼쪽, 오른쪽으로 목을 3~5초 정도 유지해 가며 천천히 움직인다.

입을 크게 벌렸다 다물면 얼굴에서 목으로 이어지는 근육을 효과적으로 이완시킬 수 있다.

위의 방법대로 매일 10분씩만 해보자. 하루 10분 투자로 10년 어려진다면 안 할 이유가 없다.

07
운동, 너무 많이 해도 늙는다!

지금까지 운동하라고 하더니 이번엔 또 많이 하면 늙는다고? 당황스러울 것이다. 여기에는 이유가 있다.

어느 날 헬스장에 아는 동생 얼굴의 안색이 매우 안 좋아 보였다. 나는 "동생아. 얼굴이 너무 안 좋아 보여. 무슨 일 있어?"라고 물었고 동생은 최근에 체중이 너무 늘어나 운동을 하루 종일 했다고 했다. 운동을 너무 많이 해도 좋지 않다고 말을 슬쩍 건넸지만 귀 담아 듣지 않는 것 같았다. 눈이 퀭하고 안색이 너무 안 좋아 걱정이 되었다.

나도 트레일런대회를 준비하면서 과하게 운동한 적이 있다. 몇 달을 그렇게 운동했더니 면역력도 많이 떨어지고 땀으로 수분이 많이 빠져나가서 피부도 상당히 건조해졌다. 탄력도 따라서 떨어지면서 푸석해 보였다. 기력이 쇠해진다는 느낌을 몸 구석구석에서 느꼈다. 그래서 지금은 장거리 대회는 나가지 않는다. 사람마다 다르겠지만 나는 몸이 안 좋아지는 것을 확연히 느꼈다. 과유불급이란 말이 있듯이 무엇이든 적당히 해야 한다. 음식을 과식하면 안 되듯이, 운동도 과하면 안 된다. 어떤 용도로든 몸을 지나치게 사용하면 과부하가 걸리기 마련이다.

노화와 질병의 주범 활성산소에 대해 알아보자. 활성산소는 우리 몸을 지키는 독가스다. 외부에서 침입한 바이러스나 세균을 강력하고 독한 연기를 내뿜어 격퇴하는 일종의 면역반응이다. 이 활성산소의 양이 적정량을 넘어서게 되면 나를 해치는 수준까지 갈 수 있다. 건강한 세포가 산화되어 노화와 질병을 초래한다.

그렇다면 활성산소는 언제 생성될까? 몸에 평소와 다른 과부하가 걸리거나 이상반응이 있을 때 생성된다. 평소보다 훨씬 큰 에너지가 있어야 하는 상태, 즉 과식하거나 운동을 과하게 했을 때다. 과도한 활성산소는 노화와 암, 심장병, 고혈압, 당뇨 같은 성인병, 류머티즘, 알츠하이머 등의 질병과 밀접한 관계가 있다.

예뻐지고 건강해지려고 운동하는데 과하면 오히려 질병에 걸릴 수도 있다니 당황스러웠다. 나도 한창 운동할 때는 알지 못했다. 과하게 운동한 날은 너무 피곤했고 그 피곤이 꽤 오래갔다. 다이어트를 오랜 기간 하다 보면 욕심이 자꾸 생기기 마련이다. 운동을 더 늘리면 살이 좀 더 잘 빠질 것 같았다. 3시간 운동을 한 날에는 내 자신이 자랑스러웠고 뿌듯했다. 참 무식하게 운동했다.

지금은 조금 피곤한 날에는 운동 강도나 시간을 줄여서 운동하거나 휴식한다. 지나치게 운동 시간에 집착하지 않는다. 과도하게 해서 득 될 것이 없다는 것을 몸소 겪어봤기 때문이다. 예전에 한창 트레일런대회 연습을 하던 무렵, 훈련을 하고 집으로 왔을 때 아이들이 했던 말이 생각난다.

"엄마 왜 이렇게 할머니가 되어서 왔어?"(트레일런에 관한 자세한 이야기는 뒷장에서 이야기하겠다.)

과도한 운동은 노화의 직격탄이다. 그렇다면 적당한 운동 시간은 얼마나 될까? 사람마다 조금씩 다르겠지만 하루 30분~1시간 30분 이내 일주일 최대 5일이 좋다고 한다.

노화의 직격탄인 활성산소! 제거하는 방법도 있다. 바로 음식을 통해서다. 비타민C, 비타민E, 셀레늄, 베타카로틴, 안토시아닌 등이 풍부한 음식을 섭취해야 한다.

▶ 비타민C : 감귤, 자몽, 오렌지, 딸기, 키위, 토마토, 양파, 사과, 버섯류

▶ 비타민E : 견과류(호두, 아몬드, 잣, 땅콩), 해바라기씨

▶ 베타카로틴 : 붉은 계열의 과일과 채소(당근, 단호박, 늙은 호박, 고구마, 아스파라거스, 붉은 파프리카, 포도)

▶ 셀레늄 : 마늘, 통곡물, 달걀흰자, 치아시드, 육고기(특히 소고기), 해산물

▶ 안토시아닌 : 블루베리, 라즈베리, 체리, 복숭아

시중에서 쉽게 구할 수 있고 먹기도 좋은 식품을 꼽으라면 토마토와 견과류, 사과를 으뜸으로 꼽을 수 있다. 토마토에는 항산화 효소인 비타민C뿐만 아니라 라이코펜이라는 항산화 효소가 들어 있는데, 관상동맥 질환과 암 예방에 기여하는 물질이다. 사과에는 대표적인 항산화 성분 폴리페놀이 들어 있고, 견과류에도 항산화 성분인 오메가3와 비타민E가 들어 있다.

사람은 40세가 넘으면 노화가 본격화된다. 항산화 효소가 줄어들면서 활성산소를 억제하고 조절하는 기능이 떨어진다. 보통 40대가 되면 20대의 50%가 줄고 60대가 되면 90%가 줄고 80대가 되면 거의 사라진다고 한다. 노화와 질병의 원인 활성산소를 조절하는 항산화 효소가 사라지면서 우리의 수명을 단축시키고 죽음에 도달하게 만든다.

운동에서 죽음까지 왠지 이야기가 어두워진 것 같지만 그

만큼 활성산소 관리가 필요하다. 지금 당장 우리가 할 수 있는 일은 활성산소를 제거하는 황산화 효소가 풍부한 음식을 먹는 것이다. 충분히 섭취해 주자.

08
태닝은 피부에 대한
자해행위다

　운동하는 대부분의 많은 사람이 태닝이 마치 필수인 것처럼 하고 있다. 하얀 피부보다는 아무래도 피부색이 어두워야 근육이 선명하게 보이고 더 건강해 보이기 때문이다.

　나도 예외는 아니었다. 웨이트 운동을 시작하고 몸 곳곳에 근육이 조금씩 보일 무렵이었다. 조금이라도 근육이 크게 보이고 싶어 태닝을 시작했다. 야외 태닝이 아닌 헬스장 안 인공태닝을 매일 하였다. 꾸준히 매일 하였더니 피부색이 점점 구릿빛으로 변해 갔다. 구릿빛 피부는 내 근육을 더 돋보이게 만들어 주었다.

　문제는 피부였다. 근육은 예뻐 보일지언정 내 피부 상태는 아니었다. 가렵고 너무 건조했으며 붉은 반점이 생기기 시작했다.

나는 당장 태닝을 그만두었다. 겉은 건강해 보일지라도 내 피부는 병들고 있었다. 많은 사람이 구릿빛 피부를 만들기 위해 옥상이나 수영장에서 햇빛의 자외선을 이용해 피부를 태우거나 기계를 이용한 인공태닝을 한다. 하지만 나처럼 피부에 적지 않은 문제를 느끼고 있는 사람들도 있을 수 있다.

햇볕을 많이 쬐면 피부에 있는 수분이 빠져나가게 된다. 수분도 뺏기고 정상적인 기능을 못해서 굉장히 건조해지고 이로 인해 각질도 생긴다. 심한 경우 주름도 생길 수 있다. 그리고 탄력도 떨어진다. 얼굴에 탄력이 떨어지면 모공이 확장된다. 이런 것들이 전반적으로 노화 증상을 보여 주는 현상이다.

태닝은 겉보기에는 좋을지 모르지만 피부에는 백해무익하다는 것이 피부과 전문의들의 판단이다. 담배가 건강에 이로운 점이 없고 해로운 점만 있는 것처럼 자외선도 마찬가지다. 한마디로 태닝을 하는 것은 담배를 피우는 것과 똑같다. 담배가 폐에 치명적인 영향을 미치는 것과 같이 몸에 직접적으로 쬐는 자외선은 피부에 치명적인 영향을 미친다.

흔히 인공태닝 기계는 피부에 해롭지 않은 자외선만 방출하기 때문에 안전하다는 인식을 가지고 있지만 인공 자외선도 마찬가지로 피부 노화를 일으키므로 하지 않는 것이 좋다. 인공태닝은 비용도 만만치 않다. 돈을 써가며 피부를 망치는 셈이다.

태닝을 통해 만든 구릿빛 피부는 '빛 좋은 개살구'에 불과하다. 보기엔 좋을지 모르지만 그만큼 피부에는 좋지 않은 결과를 가져온다. 자연적이든 인공적이든 자외선에 노출되는 태닝은 최대한 자제하는 것이 피부 건강을 위한 최선의 선택이다.

그럼에도 불구하고 꼭 태닝을 하고 싶다면 전문의들은 인공태닝보다는 자연스럽게 햇볕에 그을리는 것이 좋다고 한다. 태양이 강렬한 맑은 날보다는 약간 흐린 날이 더 효과적이다. 약간 흐린 날은 일광화상을 유발하는 자외선B가 구름에 가려지고, 피부를 그을리게 만드는 자외선A만 지상에 도달하기 때문에 비교적 피부 손상 없이 갈색 피부를 만들 수 있다. 특히 피부가 하얀 사람은 멜라닌이 적어 갑자기 장시간 강한 햇볕에 노출될 경우 일광화상을 입을 수 있으므로 그늘에서 오래 태우는 방식이 좋다.

태닝을 할 때도 자외선A, 자외선B 모두 차단되는 SPF30 이상의 자외선 차단제를 전신의 물기를 제거한 상태에서 꼼꼼히 발라주는 것이 중요하다. 피부를 더 잘 타게 하는 오일 등의 태닝 제품은 자외선 차단제를 바른 위에 발라주면 된다. 태닝 제품은 땀에 쉽게 지워지므로 1~2시간마다 덧발라주고, 덧바를 때는 물기를 제거한 후 균일하게 발라야 한다.

태닝을 하는 시간대도 중요하다. 보통 오전 11시~오후 3시 사이에 태닝을 하는 경우가 많지만 이때는 햇빛이 너무 강해 오히려 화상을 입기 쉬우므로 피해야 하고, 20분 정도 태닝 후 20분 정도 쉬는 식으로 여러 번 태우는 것이 좋다. 총 태닝 시간도 첫날은 20분 정도 하고, 이후부터 조금씩 시간을 늘려 가는 방식이 좋으며 하루 총 태닝 시간은 2시간을 넘지 않도록 해야 한다. 따끔거리면 화상이 진행된다는 신호이므로 즉시 중단하는 게 좋다.

구릿빛 피부가 예쁘긴 하지만 피부에는 치명적이다. 나는 피부가 망가지는 것을 보고 태닝을 즐겨 하지 않는다. 꼭 해야 한다면 인공태닝이 아닌 자연태닝으로 약간 흐린 날, 햇빛이 강한 시간을 피해서 짧게 하도록 하자.

09
운동할 시간이 없다면 틈새 운동하라!

내가 자주 들어가는 여초 카페가 있다. 한날은 이런 글이 올라온 적이 있다. 인기 여자 연예인이 출산 후 다이어트에 성공해서 예전 리즈시절 외모로 돌아왔다며 여자 연예인 사진이 첨부된 글이었다.

글에 달린 댓글이 재밌었다. 본인도 그 연예인처럼 돈과 시간이 많으면 도우미 쓰면서 다이어트도 성공할 것이고 미모도 되찾을 수 있다는 말이다. 이런 댓글이 한두 개도 아니고 비슷한 의견의 댓글이 꽤 되었다.

난 그 댓글을 읽고 웃음이 났다. 오죽 핑곗거리가 없으면 돈 핑계를 댈까 싶고 참 못나 보였다. 사실 뚱뚱한 사람들을 보면 지병이 있지 않고서야 의지 부족이라고 생각한다. 스스로가 몸 관리를 소홀히 하고 관심을 두지 않았기 때문이다. 혹은 몸에 관심은 있을지라도 변화를 위해 실행은 하지 않았기 때문이라 생각한다.

엄마들은 운동할 시간을 만들기가 쉽지 않다. 충분히 이해한다. 하지만 '쉽지 않을' 뿐이지, 불가능하지는 않다. 삼형제 맘인 나도 해냈다. 아무리 시간이 없다고 해도 나만큼 없을까? 심지어 첫째와 둘째는 연년생이라 더 키우기 힘들었다. 그럼에도 어떻게든 시간을 '만들어서' 운동했다.

누차 이야기하지만, 몸은 정직하다. 몸을 보면 안다. 관리를 하는 몸인지 하지 않는 몸인지 바로 알 수 있다. 나는 항상 거울을 보며 내 몸에 관심을 가져서인지 다른 사람의 몸을 봐도 바로 느낌이 온다. '아, 저 사람은 운동하는 사람이네', '아, 이분은 운동은 1도 하지 않는 사람 같은데 날씬하시네. 관리 잘하셨다.' 단 3초면 판가름이 난다.

날씬한 몸을 유지하는 사람들이 과연 돈과 시간이 남아서 날씬한 걸까? 물론 그런 분들도 있겠지만 절대적으로 아니다. 어떤 몸으로 살 것인가는 내가 선택하는 것이다. 돈과 시간만 많으면 살을 뺄 수 있다는 그런 마인드로는 평생 다이어트에 성공 못한다고 본다. 먹고살기 바빠서 운동할 시간이 없다는 사람들도 마찬가지다. 바빠도 밥은 먹고 유튜브도 보고 SNS도 하면서 내 몸에 투자할 시간은 만들지 않는다. 하루에

30분이라도 운동하며 먹는 것에 조금 신경 쓰면 살은 빠질 수 있다.

30분도 운동할 시간이 없다면? 꼭 헬스장이나 센터에 가지 않아도 내가 의지만 있다면 생활 속에서 운동은 다양하게 가능하다. 걸어서 갈 수 있는 거리는 대중교통을 피한다든지, 엘리베이터 대신 계단을 이용하거나 집에서 텔레비전을 보며 싸이클을 탈 수도 있다. 퇴근이 너무 늦다면 출근 전 새벽 시간을 활용할 수도 있다.

나는 코로나로 모든 헬스장이 문을 닫았을 때 산으로 갔다. 산을 못 갈 경우에는 집에서 싸이클을 탔다. 그리고 덤벨을 구입해서 TV 볼 때 틈틈이 운동했다. 세 아들을 키우며 직장을 다닐 때도 운동은 꾸준히 했다. 새벽 시간을 활용하기도 했고 운동할 시간을 마련하기 위해 집안일을 얼른 끝내 놓는다든지 찾아보면 방법은 많다.

운동할 시간이 없다고 포기하지 말자. 따로 시간을 내 운동하지 않아도 일상생활 중에 틈새 운동도 가능하다.

1) 버스정류장까지 걷지 않고 뛰어가기
2) 걸을 때 최대한 빠르게 걷기
3) 반려견 산책 시 계단 뛰어오르기
4) 덤벨을 최대 강도로 하루 한 번씩만 들어올렸다 놓아도

근육이 상당히 강화된다.

5) 식후 2~5분 정도의 짧은 걷기 운동도 혈당수치를 조절
하는데 상당한 효과가 있다.

이번엔 운동하러 갈 시간이 없을 때 집에서 운동하는 법을
소개하겠다. 단 10분이라도 틈틈이 꾸준히 하면 매끈한 몸매
를 유지할 수 있다고 생각한다.

1) 줄넘기 : 원하는 만큼 많이 할수록 좋다. (50~70회)

2) 스쿼트 : 엉덩이와 다리 등 하체 운동에 집중하는 동작
이다. 지방 연소에 훌륭하다.

▶ 다리를 어깨너비만큼 벌리고 서서 무릎을 굽히며 엉
덩이를 내리자. 이때 무릎이 발가락 앞으로 튀어나오
지 않도록 한다. 허리는 꼿꼿이 세운 채로 천천히 내
려간다.

▶ 스쿼트 자세를 취할 때 발가락에 몸무게를 지탱하지
않도록 조심하자.

▶ 천천히 원래 자세로 돌아온다.

▶ 15회씩 3세트를 반복하자.

3) 복부운동 : 복근을 단련하기 위한 운동에는 많은 종류가

있다. 간단하고 효과적인 복근운동을 원한다면 자전거 동작을 추천한다. 자전거 동작은 평소 쓰지 않는 근육을 써주면서 몸의 전체적인 균형을 맞춰 주는 효과가 있다.

▸ 등을 바닥에 대고 누워 손은 목뒤를 잡고 다리를 번갈아 구부렸다가 편다.

▸ 다리를 바닥에서 45도 각도 위로 유지하고, 번갈아 다리를 구부릴 때 무릎과 팔꿈치를 터치해 보자.

▸ 20분간 자전거 타는 동작을 반복한다.

4) 브릿지 : 엉덩이와 복부 강화운동이다. 날마다 끊이지 않고 계속한다면 통증 완화에도 좋다.

▸ 바닥에 등을 대고 평평하게 누워 팔을 양쪽으로 벌린다. 무릎을 굽히고 발바닥을 바닥에 댄 채 골반을 천장 방향으로 들어올린다.

▸ 그 자세를 20초간 유지한 뒤 원래대로 돌아온다.

▸ 3회 반복한다.

5) 팔 굽혀펴기 : 팔 근육과 상체를 강화하기 위한 가장 좋은 운동 중 하나다.

▸ 배를 깔고 누워 손을 어깨너비로 짚은 채 팔을 펴고, 발가락 끝과 손가락으로 몸을 지탱한다.

▸ 팔을 굽히고 피며 몸을 천천히 내렸다가 올린다. 몸이 바닥에 닿지 않도록 조심하자.

▸ 이 동작이 너무 힘들면 발가락 대신 무릎으로 몸을 지탱해도 좋다.

6) 플랭크 : 플랭크는 복부뿐 아니라 몸 전체의 근육을 단련시키는 것으로 유명하다.

▸ 팔꿈치와 발가락으로 몸의 무게를 지탱하며 몸을 1자로 유지한다.

▸ 복부에 계속 힘을 주면서 등을 올곧게 만든다.

▸ 30초간 자세를 유지하면서 엉덩이와 복부를 조여 준다.

▸ 2~3회 반복한다.

일주일에 최소 3회씩 꾸준히 운동하면 몸매유지에 큰 도움이 된다. 더 이상 '먹고살기가 바빠서' 혹은 '헬스장 갈 시간이 없어서' 이런 핑계는 대지 말자. 어떤 몸으로 살 것인가의 결정은 내가 한다. 의지와 실행력만 있으면 된다.

인생의 황금기는 당신의 문제가
당신 자신의 것임을 깨닫는 시기이다.
어머니를 탓하지 말고, 환경을 탓하지 말고,
대통령을 탓하지 말아라.
당신의 운명은 당신이 만드는 것임을 깨달아라.

−앨버트 엘리스

10

무작정 땀을 빼면
살도 빠질까?

땀을 많이 빼고 나서 몸무게를 재면 적게 나온다. 마치 살이 빠진 것 같은 느낌이다. 그런데 정말 살이 빠진 것일까? 땀에 대한 오해를 하나씩 살펴보자.

1. 무작정 땀을 빼면 살도 빠진다?

땀을 흘리면 왠지 몸이 가볍고 땀을 흘린 것만큼 살도 빠진 것 같은 기분을 많이들 느꼈을 것으로 본다. 그래서 땀을 흘리기 위해 찜질방에 가거나 운동할 때 땀복을 입기도 한다. 하지만 이는 잘못된 지식이다. 몸무게가 줄기도 하는데 이것은 체내 수분이 빠져나가 체중이 주는 일시적 현상이다.

내가 다니는 헬스장에 몇몇 분들은 전날에 많이 먹었다 싶으면 하루 종일 찜질방에 사는 분들이 있다. 물에 들어갔다 나온 것처럼 찜질복이 흠뻑 젖을 때까지 들어갔다 나오기를 반복하는 것을 보았다. 땀을 너무 흘려 피부가 매우 건조해 보였다.

땀이라고 다 같은 땀이 아니다. 운동 후에 흘린 땀과 우리가 일상생활에서 흘리는 땀, 찜질방이나 사우나에서 흘린 땀이 다른 성격을 가지고 있다.

땀은 체온이 올라갔을 때 열을 내려주는 역할을 한다. 찜질방에 단순히 앉아 흘리는 땀은 우리 몸의 수분이 빠지는 것에 불과하다. 땀복도 마찬가지다. 땀복을 입으면 통풍이 되지 않아 땀이 증발할 수 없다. 지방이 연소되는 것이 아닌 수분이 빠져나가 몸무게가 주는 셈이다. 이렇게 빠지는 체중은 일시적 효과로 물을 마시면 원래 체중으로 되돌아온다.

살을 빼려면 몸을 지탱하는 수분은 충분히 섭취하고 지방을 태워야 한다. 운동을 하면 몸속에 저장되어 탄수화물과 지방이 연소되는데 그 과정에서 열이 발생하고 체온이 올라간다. 이때 우리 몸은 체온을 낮추기 위해 땀을 내보낸다. 바로 이렇게 흘린 땀이 다이어트 효과를 내게 된다. 쉽게 말해 운동 후에 흘린 땀만이 다이어트 효과가 있는 셈이다.

단순히 땀을 빼기 위해 찜질방이나 사우나에 들어간다면 아무리 많은 땀을 흘려도 다이어트 효과는 없다. 단지 외부 기온이 올라갔기 때문에 흘리는 땀의 경우엔 마그네슘, 칼륨 등 우리 몸에 필요한 전해질만 배출될 뿐이지 탄수화물이나 지방이 연소되는 효과는 없다. 수분이 배출됐기 때문에 몸무게를 쟀을 땐 빠져나간 수분만큼 몸무게가 줄어들어 있다. 이걸 살 빠졌다고 착각하면 안 된다. 우리가 화장실을 다녀왔을 때 몸무게가 줄어 있는 것처럼 일시적으로 수분이 날아갔다고 생각하면 된다.

우리 몸의 70%는 물이 차지하고 있다. 우리 몸의 수분은 매우 중요하다. 운동이든 사우나든 땀을 흘렸다면 빠져나간 수분을 다시 채워 주어야 한다. 그러니 땀을 필요 이상으로 뺄 필요가 없다.

2. 땀이 나지 않으면 운동 효과가 없다?

이것도 정답이 아니다. 그렇게 따지면 추운 겨울날 운동하는 것은 운동 효과가 없다는 말인데 사실 겨울이 다이어트의 적기이다. 겨울철 외부 온도가 낮아지면 자연스럽게 우리 몸은 체내의 온도를 유지하기 위해서 체지방을 연소하여 열을 만들어낸다. 겨울 다이어트가 유리한 이유는 이 열량의 소비에 있다.

기본적으로 사용하는 열량이 높아지기 때문에 상대적으로 수월하게 체중 감량을 할 수 있다.

3. 땀이 많이 나는 음식은 다이어트에 좋다?

맵거나 뜨거운 음식을 먹을 때 저절로 땀이 흐른다. 이는 매운 음식 안에 들어 있는 캡사이신이 우리 몸에 들어가 지방을 연소시키는 역할을 하기 때문이다. 여름철 보양음식을 먹거나 청양고추 잔뜩 들어간 음식을 먹고 땀을 흘린다고 다이어트가 되는 것이 아니라는 말이다.

위 '1'의 질문에 대한 답변과 같은 원리로 탄수화물과 지방을 태우지 않는 이상 아무리 많은 땀을 흘려도 수분과 전해질만 빠져나갈 뿐, 살은 빠지지 않는다.

무작정 땀을 뺀다고 다이어트에 효과가 있는 것도 아니고 땀이 나지 않는다고 운동 효과가 없는 것도 아니다. 그저 오늘도, 내일도 묵묵히 운동하며 '진짜' 땀을 흘리도록 하자!

인간은 특별한 방식으로 끊임없이 행동하면
특별한 품성을 갖게 된다.
올바른 행복을 계속하면 올바른 사람이 되고,
절제된 행동을 계속하면 절제력 있는 사람이 되며,
용감한 행동을 계속하면 용감한 사람이 된다.

−아리스토텔레스

11

다이어트를 했을 뿐인데
체력 왕이 되다!

　다이어트를 시작하며 처음 운동이란 것을 하면서 스피닝을 만났다. 스피닝과 근력운동을 병행하면서 체력이 점점 좋아졌고 나는 운동에 점점 빠져들었다. 체력에 자신이 생기면서 마라톤에도 관심이 갔다.

　사실 운동을 시작하기 전에는 사람들이 마라톤을 왜 하는지 이해 못하던 나였다. '아니 힘들기만 한 달리기를 도대체 왜 하는 거지?'라며 나와는 아주 다른 특별한 세계의 사람들 같았다. 그러던 내가 마라톤에 관심을 가지다니 참 신기한 상황이었다. 뭔지 모를 자신감이 생기면서 새로운 것에 도전하고 싶은 욕구가 강렬해졌다.

　실패하더라도 도전하는 것에 막힘이 없던 나는 곧바로 집 근처 마라톤 모임에 참석했다. 처음에는 5km도 힘들어서 걷고 뛰기를 반복했고 나중에는 5km를 쉬지 않고 뛰었다는 것에 감동하기도 했다. 몇 달을 달리기 연습을 한 후 10km 마라톤을 나갔고 그 후 21km 대회도 출전했다. 빠르지 않아도 완주했다는 기쁨은 이루 말할 수 없었다.

마라톤에 이어 나의 운동 종목은 점점 넓어져 갔다. 평생 수영을 해본 적이 없었는데 수영에도 관심이 갔다. 사실 이렇게 넓어지게 된 계기는 도전 욕구도 물론 있었지만 한 가지 운동만 하다 보니 권태기가 왔기 때문이다. 그렇다고 운동을 중단할 수는 없었다. 스피닝만 오랜 기간 타다 보니 슬슬 지겨워질 찰나에 수영을 등록했고 그 후 요가, 필라테스도 해보았고 다양한 운동을 시도했다. 만일 운동 권태기인 '운태기'가 온다면 다양한 운동을 시도해 보길 바란다. 여러 가지 운동을 경험하다 보면 나에게 맞고 재미있는 운동을 찾을 수 있다.

간간이 나가던 마라톤대회가 슬슬 지겨워질 무렵이었다. '어디 재밌는 대회가 없나?' 하고 인터넷 검색을 하던 중 내 눈에 띈 대회가 있었다. 바로 트레일러닝대회였다. 트레일러닝이란 산길을 달리는 것을 말한다.

'어머 산에서 달리기라니.'

호기심이 발동했고 곧바로 제일 짧은 거리 12km로 대회 등록을 했다. 처음 나간 대회가 강원도 정선의 산을 달리는 대회였다. 풍경과 공기 등 모든 것이 다 좋았다. 트레일러닝의 매력에 홀딱 빠져 버린 나는 거제와 강원도, 제주까지 종횡무진 대회를 출전했다. 재미있어서 즐겁게 운동했더니 다이어트는 별다른 노력 없이 저절로 되었다.

처음에는 10~20km 정도 짧은 거리의 대회를 나갔다. 그리고 점점 거리가 길어졌다. 50km에 이어 105km까지 나가게 되었다. 말이 105km이지 평지가 아닌, 산길로 105km는 엄청난 거리다. 이틀간 잠을 자지 않고 산속에서 쉬지 않고 운동하는 극한의 대회이다. 모든 트레일러닝대회는 제한 시간이 있다. 잠을 자지 말라는 규칙은 없지만 제한 시간에 들어오려면 시간이 빠듯하다. 잠깐잠깐 앉아서 쪽잠을 자는 것이 전부다.

50km까지는 따로 산 달리기 훈련을 하지 않아도 완주했다. 하지만 105km는 충분한 연습이 필요하다. 밤에도 산을 달려야 하니 저체온증이나 위험요소가 많아서 충분한 훈련이 되어 있어야 했다.

연습을 위해 비가 오나 눈이 오나 폭염이 오나 산으로 출근을 했고 매일 달렸다. 마치 운동에 미친 사람처럼 훈련했다. 혹독한 훈련을 한 후 대회를 나갔고 결과는 대성공이었다. 이 대회로 인해 내가 마음먹은 것은 다 할 수 있을 것 같은 자신감이 생겼다. 앞으로 두 번은 못할 경험이었지만 내 인생 최

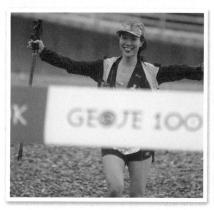

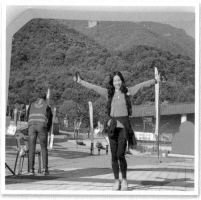

〈사진 30〉 2020년 거제지맥 트레일런대회
완주 사진.

〈사진 31〉 2021년 울주 NINE 피크(105km)
완주 사진.

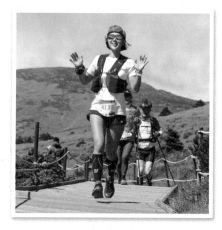

〈사진 32〉 트랜즈 제주 50km 달리는 사진

고의 경험이었다. 목적은 다이어트로 시작한 운동이지만 결과적으로 인생을 살면서 값진 경험과 덤으로 무한 체력을 갖게 해주었다.

처음에 5km도 못 뛰던 내가 산 105km를 완주했다는 것은 내 인생의 대단한 흔적이었다. **아무것도 하지 않으면 아무 일도 일어나지 않는다. 무슨 일이든 시작하면 무슨 일이 생긴다.** 일단 살을 빼겠다고 마음을 먹었다면 꾸준히 해봐라. 뭐가 됐든 나한테 득이 되는 좋은 일이 생긴다. 나는 다이어트를 시작하면서 운동이라는 베스트프렌드가 생겼다.

살이 빠지면서 옷에도 관심이 생겨 패션 감각도 생겼다. 체력도 좋아졌다. 체력이 좋아지면서 각종 대회를 나가면서 잊지 못할 경험과 자신감을 얻었다. 그뿐이 아니다. 평소 상상도 못해 봤던 방송에도 출연해 보았다. 이렇게 다이어트 글도 쓰고 있다.

다음에는 또 어떤 일이 펼쳐질까?

12

술 좋아하는
엄마의 안주 다이어트

온전히 나만의 시간을 가질 수 있는 날이 있다. 운동과 독서도 하지만 좋아하는 영화나 TV를 보며 맛있는 안주에 술한 잔 곁들이면 그렇게 행복할 수가 없다. 다이어트 최고의 적인 술! 다이어트 중에 술은 단연코 마시지 않는 것이 좋겠지만 먹는 것이 낙인 나는 그럴 수 없었다. 무조건 참는 것이 능사가 아니란 것을 알기에 술을 마시되 안주를 고를 때 신중하다. 대부분 술 마실 때 살이 찌는 이유는 술보다 함께 먹는 안주 때문이다. 이 안주만 잘 선택해도 살찌는 걸 막을 수 있다. 탄수화물이나 국물이 살찌는 주범이기에 단백질이 풍부하거나 칼로리가 낮은 안주를 택한다. 국물은 제외하고 건더기만 먹는 게 좋다. 주로 내가 먹는 안주를 소개하겠다.

◇ 단백질이 풍부한 안주

술을 마시면 근 손실이 있다는 말 많이 들어봤을 것이다. 남성 호르몬(테스토스테론)은 근육 세포의 강도와 크기를 키우고, 단백질 합성 및 근육 성장에 도움을 주는 호르몬이다. 술을 마시게 되면 이 호르몬 수치가 여성호르몬(에스트로겐)으로 변환하게 되고, 남성 호르몬의 수치가 줄어들게 된다. 이에 따라 운동수행에도 문제가 생기게 되고, 근육 성장 및 회복을 더디게 한다.

그러니 더더욱 술안주는 단백질이 풍부해야 한다. 특히 배가 출출할 때 즐겨 먹는다. 나이가 있으니 안주가 정말 중요하다. 안주를 잘 먹어야 다음 날 힘들지 않다.

① **닭고기류** : 찜닭, 닭도리탕, 치킨, 닭갈비, 삼계탕, 닭똥찜, 계란찜 등 단백질이 풍부한 음식을 술안주로 자주 먹는다.

② **칼로리가 낮으면서 단백질도 챙길 수 있는 안주** : 바지락 술찜, 삶은 오징어, 두부김치, 두부 삼겹김치, 두부찜, 조개구이(찜), 해산물류, 생선회, 생선구이, 연어샐러드, 홍합탕

③ **보쌈** : 기름기가 적고 맛이 담백한 보쌈은 삶는 조리 방법을 쓰기 때문에 기름기가 적어서 칼로리가 낮다.

④ **어묵** : 어묵에는 기름이 거의 사용되지 않기 때문에 칼

로리가 낮다.

⑤ **열무김치나 물김치, 무생채** : 술이랑 은근히 궁합이 좋다. 칼로리도 낮고 소화도 잘되어 간단히 술 한 잔 하고 싶을 때 안주로 좋다.

⑥ **모듬 과일** : 모듬 과일은 여러 가지 과일을 먹을 수 있고 술과 함께 먹으면 칼로리를 많이 낮출 수 있다. 비타민 C, 항산화 성분이 풍부해서 다음 날 아침에 과음으로 인한 숙취를 줄이는데 도움이 된다.

그렇다면 살 안 찌는 안주는 무엇이 있을까?

① **바나나** : 살 안 찌는 안주 중의 하나는 바나나이다. 바나나는 식이섬유가 풍부하기 때문에 술이 혈류로 천천히 흡수되게 해주는 효과가 있다. 특히 '술 마시기 전에' 바나나 1개만 먹어도 위의 점막을 보호하여 술로 인한 위의 점막에 자극을 덜어준다. 또한 바나나는 칼륨이 풍부하여 술로 인한 전해질 불균형을 예방해 준다. 바나나는 그 자체로 건강하고 맛이 좋은 과일이지만 술하고도 잘 어울리는 안주이다.

② **멜론** : 수분이 매우 풍부하여 술과 함께 먹는 동안 몸 안의 수분을 유지하는데 도움이 된다. 멜론은 약 90%가 수

분으로 구성되어 있다. 술을 마시게 되면 빠르게 고갈될 수 있는 칼륨과 같은 중요한 전해질을 공급해 준다.

③ **딸기** : 수분이 풍부하여 술로 인한 수분 손실을 예방하고 알코올의 영향을 최소화하고 탈수를 예방한다. 또한 딸기는 항산화 성분이 풍부하여 술로 인한 세포 손상을 보호해 주는 역할을 한다. 딸기와 함께 잘 어울리는 술안주로 아몬드가 있다.

④ **자몽** : 술로 인한 간 손상을 예방해 주고 간 기능을 개선해 주는 항산화 성분인 나린제닌이 포함되어 있다. 칼로리가 낮고 식이섬유가 매우 풍부하여 살 안 찌는 안주이다. 술을 마실 때 자몽에다 약간의 소금을 뿌려서 먹으면 맛있는 술안주가 된다.

⑤ **아보카도** : 아보카도는 심장 건강에 좋은 단일 불포화지방이 매우 풍부한 과일이다. 그리고 '술 마시기 전에' 먹을 수 있는 최고의 음식 중 하나이다. 아보카도의 지방은 단백질이나 탄수화물보다 소화하는데 훨씬 더 오래 걸리기 때문에 알코올이 혈류로 흡수되는 속도를 늦추어준다. 그리고 전해질 균형을 유지하는데 도움이 되는 칼륨이 풍부하다.

⑥ **고구마** : 고구마는 술 마실 때 전해질 수준의 균형을 맞추는데 도움이 되는 칼륨의 함량이 매우 높은 복합 탄수

화물 음식이다. 고구마는 알코올이 신체에 미치는 영향을 줄이는데 도움이 될 수 있다. 술 마시기 전에 미리 고구마를 먹으면 배고픔을 줄이고 음주로 인한 과식을 예방할 수 있다. 많이 먹으면 살이 찌기 때문에 조금만 먹는 것이 좋다.

이런 안주는 피하자.

▶ 감자 칩, 프레즐, 크래커 등과 같은 과자는 술과 함께 먹으면 복부 팽만감을 가져올 수 있다.

▶ 국수, 라면 등과 같은 탄수화물은 칼로리 폭탄이다.

▶ 커피, 콜라, 초콜릿 및 에너지 음료 등과 같은 카페인이 함유된 음료와 술을 함께 마시지 마라. 역류성 식도염의 발생률을 높일 수 있다.

▶ 매운 음식은 술과 함께 먹으면 소화불량을 일으키거나 위의 점막에 상처를 줄 수 있다.

▶ 오렌지처럼 새콤한 음식은 술 마신 후 위장에 좋지 않다. 오렌지의 산 성분이 소화에 악영향을 줄 수 있다. 술을 마신 뒤 과일이 먹고 싶다면 바나나를 먹는 것이 좋다.

▶ 토마토소스 음식도 피해야 한다. 토마토소스의 산 성분이 역류성 식도염과 위산 역류, 속쓰림 등을 유발할 수 있다.

술을 마시기 전에 다이어트에 도움이 되는 안주를 선택하는 것은 매우 중요하다. 특히 술을 마시게 되면 과식하게 되는 경우가 많다. 술을 마시다 보면 취기가 돌면서 건강한 먹거리보단 맛있고 건강에 좋지 않은 음식에 손이 가기 마련이다. 평상시 겨우 억제하던 것도 와르르 무너질 수 있다. 그러니 처음부터 좋지 않은 안주는 준비하지 말자.

물을 마시는 것도 좋은 방법이다. 술을 마시면 갈증이 나는데 이때 안주를 먹는 대신 물 한 모금을 마시면 도움이 된다. 과자 같은 다이어트에 좋지 않은 간식은 눈에 띄지 않는 곳에 두고 술을 먹자. 억제력이 무너져 다음 날 과자 빈 봉지들이 내 눈앞에 있을 수도 있다.

다이어트하면 술 못 마신다는 생각은 내려놓자. 앞으로 평생 해야 할 다이어트인데 술 못 마신다는 스트레스에 오히려 살이 더 찐다. 스트레스가 가장 큰 적이라는 걸 잊지 말자. 술도 똑똑하게 마시면 다이어트에 도움이 된다. 건강한 안주로 다이어트와 술 모두 잡자!

13

체력이 자산이다.
가족과 함께 운동해라!

엄마인 내가 다이어트에 성공하고 운동을 즐기면서 내 삶도 많이 바뀌었지만 우리 가족의 라이프 스타일도 많이 바뀌게 되었다. 아이들이 초등학교를 다니던 때부터 지금까지 꾸준히 마라톤이나 트레일런대회를 함께 나갔다. 처음 지방에 있는 대회를 갈 때면 가족여행 겸 혼자 대회를 나갔다. 아이가 조금 크면서는 함께 출전하며 대회를 즐겼다. 몇 번 다니다 보니 언제부터인가 여행을 다닐 때면 산행을 꼭 추가하게 되었다. 그 때문인지 우리 막내는 지금 8살이지만 짧은 거리의 산은 힘들이지 않게 잘 타는 아이로 자랐다. 막내가 그보다 더 어릴 때는 내가 업고 산행을 하기도 하였다. 혼자 몸으로 오르기도 힘든 산을 업고 오르다 보니 자연스레 운동이 되었다.

　도심지에 사는 아이가 자연을 접할 기회가 많지 않다. 나는 아이들이 나처럼 자연의 매력을 느끼고 산을 좋아해 주길 바랐다. 내가 산에서 마음의 평안을 얻고 상처를 많이 치유받은 것처럼 아이들도 그랬음 싶었다.

　아이들과 함께 산을 다니며 얻은 것이 있다. 바로 '체력'이다. 둘째 아들은 흔히 말하는 '저질 체력'이었다. 덩치가 크고 살집이 꽤 있는 편이었고 산이라면 질색팔색이었다. 처음 집 근처 광교산 형제봉을 오를 적에는 울면서 올라갔다. 지금은 살도 완벽하게 빠졌고 덤으로 체력도 아주 좋아졌다. 형제봉 정도는 날아다닐 정도로 거뜬한 체력을 가졌다.

　나처럼 운동에 재미를 느끼고 즐기고 있다면 가족도 동참시켜 보길 바란다. 엄마가 관리하고 건강식을 챙겨 먹으면 아이들도 자연스럽게 닮아간다. 우리 큰아이는 내가 시키지 않았는데 살이 조금 쪘다 싶으면 집 앞에서 줄넘기라도 하고 잔다. 스스로 체력관리를 하는 셈이다. 초등 저학년 때 비만에 가까웠던 둘째는 지금 완벽하게 정상체중으로 돌아왔다.

　부모의 체력도 중요하지만 아이들의 체력은 정말 중요하다. 체력이 뒷받침되어야 공부도 할 수 있다. 중학생, 고등학생이 되면 점점 앉아 있는 시간이 길어지기 때문에 운동으로 단련시켜 주어야 한다.

돈 들여서 체육관 같은 곳을 등록해서 다니는 것도 좋지만 러닝이나 등산처럼 집 근처에서 틈틈이 하는 것도 훌륭한 방법이다.

처음에는 산을 가자고 하면 아이들이 싫어한다. 일단 산과 친해지는 노력이 필요하다. 여행을 갈 때 경치가 좋은 산을 함께 가서 자연을 느끼게 한다든지 가족여행 틈틈이 산행을 끼워서 자주 접하게 하는 것도 도움이 된다. 우리 아이들은 어릴 때부터 산을 다녀서인지 거부감이 없다.

만일 아이가 운동을 너무 싫어한다면 아이가 좋아하는 운동종목(수영, 태권도, 합기도, 축구 등)에 등록시켜 운동에 재미를 먼저 느끼게 해주는 것도 좋다. 체력이 좋아야 공부력의 토대가 된다. 운동은 뇌를 활성화시켜 주고 오래 앉아 있어도 피곤함이 덜하게 해준다. 뇌가 활성화된다는 말은 뇌가 많은 기능을 수행한다는 의미이다. 즉, 학습량을 더 많이 소화하고 축적할 수 있다는 말이다.

아이들이 어릴 때는 예체능 위주로 교육시키다가, 커갈수록 공부 위주로 돌리면서 운동에 소홀히 하는 경우가 많다. 정말 학습능력을 높이고 싶다면 아이에게 꾸준한 운동습관을 잡아주어야 한다. 몸이 힘들면 집중력이 흩어지고 아무것도 하기 싫어지기 때문이다.

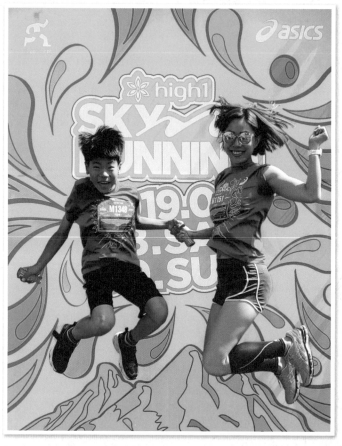

〈사진 33〉 2019년 큰아들과 함께 출전했던 강원도 정선 하이원 스카이러닝.

〈사진 34〉 가족여행으로 떠난 청송.
청송의 유명한 주왕산을 남편, 아이들과
산행하였다. 가을의 주왕산은 참 예뻤다.
산행하면서 평소에 나누지 못했던
이야기로 수다를 떨며 사춘기 아이들과도
허물없이 이야기를 나눌 수 있었다.

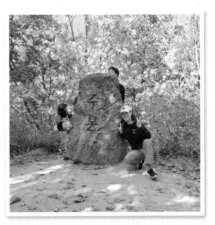

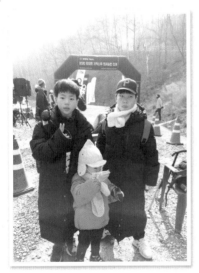
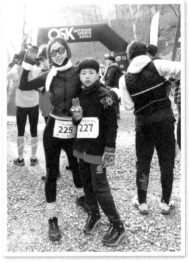

〈사진 35〉, 〈사진 36〉
2020년 강원도 인제의 트레일런대회. 여행 겸 세 아들과 함께하였고, 큰아들과
출전하였다.

운동을 좋아하는 아이는 자신감도 쉽게 얻는다. 일찍부터 자신감을 축적해 놓는 연습이 필요하다. 단, 과도하게 운동하거나 싫은데 억지로 시키는 것은 오히려 역효과가 있을 수도 있으니 아이가 흥미를 가질 수 있게 자연스럽게 접근하는 것이 좋다.

아이에게 좋은 습관을 만들어 주고 싶다면 엄마가 먼저 본보기를 보여야 한다. 내가 운동을 좋아하고 관리하는 모습을 보고 자라서인지 우리 세 아들은 운동을 좋아하고 체력도 좋다. 덤으로 날씬하고 탄탄하다. 비법은 별거 없다. 앞에서도 이야기했듯이 잘 먹고 잘 자고 잘 싸며, 운동습관을 길러주면 된다.

부모가 운동을 즐기는 모습을 보고 자라면 아이들도 자연스럽게 운동을 좋아하는 아이로 자란다. 그러다 운동에 재미와 흥미를 느끼면 자연스럽게 스스로 하게 된다. 나는 아이들이 공부는 조금 못하더라도 운동을 좋아하고 책을 좋아하는 아이로 자랐으면 하는 바람이다. 엄마들이여! 나만 관리하지 말고 아이들도 동참시키자. 아이들의 체력은 평생의 자산이다.

〈사진 37〉〈사진 38〉
강원도 인제의 아름다운 풍경을
아들과 공유할 추억이 있어서
행복하다.

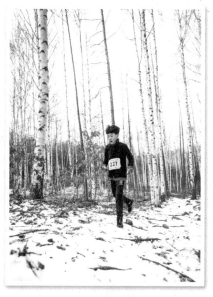

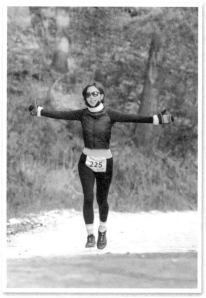

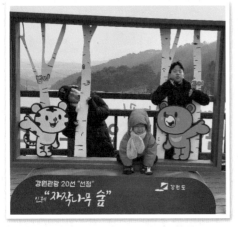

〈사진 39〉
아이들이 어릴 때부터
여행 겸 대회를 함께 다니다 보니
자연스럽게
운동을 즐기는 아이들이 되었다.

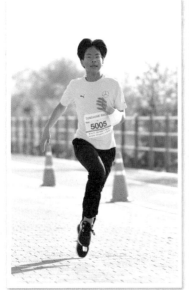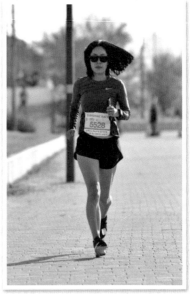

〈사진 40〉 〈사진 41〉
2023년 서울마라톤 5km를 큰아들과 함께 출전하였다. 공부 이외에 사춘기 아들과
대화할 소재가 있다는 것은 매우 행복한 일인 것 같다. 운동 덕분이다.

〈사진 42〉 광교산 형제봉 정도는
날라 다니는 막내아들. 어릴 적부터
엄마와 산을 자주 다녔기 때문이다.

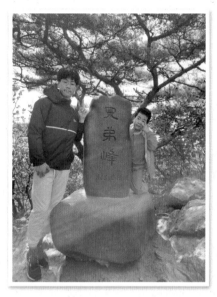

〈사진 43〉 운동을 좋아하고 체력이
좋은 세 아이들. 그저 건강하며
운동을 즐기고 책을 좋아하는
아이로 컸으면 하는 바람이다.
가족여행에 빠질 수 없는 산을
배경으로 한 컷.

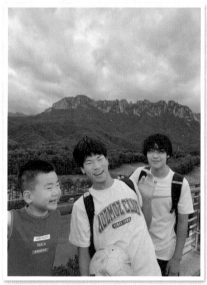

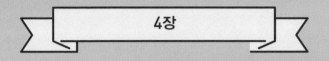

4장

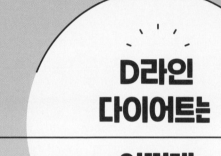

D라인
다이어트는

어떻게
해야 할까?

01
임신 시작과 함께
다이어트를 시작하라

임신을 했는데 "마음껏 먹어라"가 아니라 다이어트를 하라고? 아마 황당한 소리로 들릴 수도 있겠다.

나는 첫째와 둘째를 연이어 임신했다. 몇 달 간격으로 바로 임신하면서 내가 먹고 싶은 것은 뱃속 아이가 신호를 보내는 것이라 여기며 미친 듯이 먹었다. 그 결과 거의 30kg가량 체중이 늘었고 임신 기간 동안 마음껏 먹었던 습관이 출산 후에도 이어졌다. 이때 늘어난 식사량으로 다시 감량하기까지 얼마나 힘들었는지 모른다.

둘째를 낳고 악착같이 다이어트를 해서 체중 감량에 성공했다. 한시름 놓을 무렵, 계획에도 없던 셋째가 생겼다. 새로운 생명의 기쁨도 있었지만 어떻게 뺀 살들인데 다시 또 거대

4장 D라인 다이어트는 어떻게 해야 할까? 187

해질 몸을 생각하니 서글펐다. 이번만큼은 마음껏 미친 듯이 먹지 않으리라 다짐했다.

일단 평소 다이어트할 때처럼 비슷한 식단으로 아침저녁은 소식을 했고 점심 식사만큼은 충분히 먹었다. 그렇다고 배가 터질 때까지 먹지는 않았다. 적당히 포만감이 느껴지면 숟가락을 내려놓았다. 첫째, 둘째 임신 때와는 다르게 야식은 웬만하면 먹지 않으려 노력했다.

흔히들 임산부가 잘 먹을수록 아기에게 좋다는 말을 많이 한다. 물론 맞는 말이다. 그런데 아기는 매우 작아서 평소 섭취량만으로도 충분한 영양이 아기에게 공급된다. 심지어 입덧이 심한 시기에 밥을 거의 먹지 못해도 그것이 태아에게 주는 영향은 미미할 정도다. 엄마는 살이 빠지더라도 아이는 건강하게 쑥쑥 잘 자란다. 입덧보다는 훨씬 잘 먹을 테니 D라인 다이어트에 대해 부정적인 생각은 내려놓자.

아침, 저녁은 조금 절제하고 점심 식사는 충분히 먹어주었다. 이것만으로도 뱃속의 아기는 정말 잘 자라주었다. 아니, 평균보다 더 잘 자라주었다. 무조건 많이 먹는다고 해서 아기에게 모든 영양이 가는 것은 아니다. 적당량을 먹더라도 어떤 음식을 섭취하느냐가 중요하다. 나의 경우 점심 식사만큼은 영양소가 풍부한 채소와 단백질을 골고루 먹었다. 다이어트할 때와 마찬가지로 밀가루와 자극적인 음식은 멀리하려고 노력했다.

주로 내 식단은 아래와 같다.

1. 아침 : 적당한 탄수화물과 채소, 과일
2. 점심 : 채소와 과일, 고단백 위주의 일반식으로 충분한
   식사
3. 저녁 : 채소와 과일

평일에는 되도록 위의 식단을 지키려 노력했고 주말에는 치킨이나 떡볶이 등 평소 쳐다보지 않았던 음식들도 먹었다. 이런 식으로 출산 전까지 노력했더니 이전의 임신 때 75킬로까지 증가했던 체중이 만삭임에도 63킬로 정도만 증가했다. 예전과 비교하면 정말 큰 수확이었다.

보통 임신 중기에 철분제를 먹는다. 출산 과정 중에 출혈이 많이 되기 때문에 철분 수치를 높여야 하기 때문이다. 철분제를 먹기 시작하면 변비가 올 수 있다. 미리 준비하자. 당장에 변비가 없더라도 임신 기간 때는 식이섬유가 풍부한 채소를 끼니마다 챙겨 먹기를 바란다. 다이어트뿐만 아니라 변비에도 탁월하다.

임신 기간 중에 골고루 잘 먹는 것도 중요하지만 피해야 할

음식도 있다. 하나씩 살펴보자.

1. **씻지 않은 채소와 과일** : 잘 씻지 않은 채소와 과일은 톡소플라스마와 같은 기생충을 포함할 수 있다. 이 기생충은 아기에게 해로운 영향을 미칠 수 있으므로 상한 부위는 잘라내고, 깨끗이 씻어야 한다.

2. **파인애플** : 파인애플에는 브롬화인이라는 성분이 들어 있는데 이 성분은 단백질을 소화시켜 복부팽창, 소화불량, 소화부진을 줄여 주고 변비 예방에도 좋다. 다만 설사와 같은 알레르기 반응이나 위장질환을 일으킬 수 있어 임신 시에는 섭취를 피하는 것이 좋다.

3. **생고기** : 생고기는 살모넬라균, 대장균 박테리아 및 톡소 플라스마증으로 오염될 수 있으며 이는 임신 중에 위험할 수 있다.

4. **날 어패류** : 조개류에는 종종 식중독을 일으킬 수 있는 해로운 세균과 바이러스가 포함되어 있다. 생조개류는 임신 기간 내내 피해야 한다.

5. **꿀** : 꿀은 클로리스 리디아 포자로 오염될 수 있다. 이는 포유성 질환의 일종인 유아 보툴리누스 중독을 유발할 수 있다. 임신 중에 꿀 섭취를 피하는 것이 좋다.

6. **땅콩** : 땅콩은 알러지를 일으킬 수 있기에 임신 중에는

피하는 게 좋다. 없던 알러지가 생길 수도 있고, 태어나지 않은 아기에게도 해로울 수 있다.

7. **포트럭(potluck) 음식** : 포트럭이란 미국이나 캐나다 등 영미권에서 각자 음식을 가져와서 서로 나눠 먹는 파티의 한 형태를 말한다. 여러 음식을 갖고 와서 상온에 놓고 오래도록 즐기면서 먹는데, 그러다 보니 문제가 생길 수 있다.

특히 여름에는 상온에 2시간 이상 방치한 음식은 세균이 번식될 위험이 있다. 습하거나 너무 더운 날씨에는 상온에 2시간 이상 방치한 음식을 피하자. 겨울이라 하더라도 너무 오랫동안 냉장 보관하지 않은 채 상온에 놔둔 음식은 피하자.

임신 기간 중에는 특히 음식 주의가 필요하다. 태중의 아기에게 피해가 갈 수 있으니 피해야 할 음식은 피하되 과식하지 말고, 양질의 건강한 식단으로 균형 있게 식사하자. 펑퍼짐한 임산부가 아닌 늘씬한 D라인의 임산부가 되어 보자.

02

임신 기간 중 운동해도 될까?

왠지 임신 기간 중에는 움직임도 조심해야 할 것 같고 무리하다가 큰일 날 것만 같다. 간혹 무리하면 하혈하기도 하기에 '무리의 범위'가 궁금하다. 운동을 해도 되는지, 한다면 어디까지 해야 하는지 주변에서 많이들 물어본다. 정답부터 말하자면 '괜찮다.'

임신 전부터 운동을 꾸준히 해왔다면 무리하지 않는 선에서 운동을 할 수 있다. 임신 중 적당한 운동은 임산부와 태아의 건강에 좋다. 신진대사가 활발해져 몸과 마음이 가뿐해지고 적절한 자극은 태아의 뇌 발육을 도와준다.

나는 셋째를 가지기 전부터 웨이트 운동을 꾸준히 해왔기 때문에 초기가 지나 중기부터는 저강도로 웨이트 운동을 했다. 월, 수, 금요일은 아쿠아로빅을 했고 화, 목요일은 웨이트 운동을 했다. 아쿠아로빅은 신나는 음악에 맞춰 물속에서 율동하는 운동이다. 그 덕분인지 우리 셋째는 흥이 아주 많다.

아쿠아로빅의 연령대는 대부분 나이 지긋한 60대 이상 분들이 많다. 그만큼 안전하다는 것이다. 임산부에게도 무리가 가지 않고 무엇보다 신나는 음악에 맞춰 운동해서 임신 기간 내내 즐거웠다. 집 앞 공원도 자주 걸었고 낮은 산으로 등산도 가끔 하였다. 운동은 출산 전까지 계속 하였고 무리가 가지 않는 선에서 매일 운동을 했다.

하지만 임신 전 운동량이 적었던 임산부나 처음 운동하는 임산부라면 무리가 올 수도 있다. 의사와 상담하고 운동 승인을 받았다면 본인의 체력을 모니터링해 가면서 강도를 조절해서 운동하기를 바란다. 가벼운 스트레칭 정도는 괜찮으니 스트레칭부터 시작하는 것도 좋다. 운동량이 적거나 처음 운동하는 임산부도 접근하기 좋은 운동을 소개하겠다.

1. 걷기운동

걷기는 누구나 쉽게 할 수 있다. 운동량을 조절하기도 편하다. 걷기는 심폐 기능을 강화하고 임신으로 인해 급격한 체중 변화를 조절해 적정 체중유지에 도움이 된다. 또한 혈류의 흐름을 원활하게 해 태아에게 영양분과 산소가 충분히 공급되도록 하며 임산부의 뇌세포를 활성화해 기분전환에도 도움이 된다.

운동을 꾸준히 해오던 임산부라면 하루 30분 정도 걷는 것이 좋으며 지속 시간은 최대 1시간을 넘기지 않도록 한다. 평소 운동량이 부족했던 임산부라면 하루 5분 정도 걷기를 시작하여 시간과 거리를 점차 늘려 가도록 하자.

2. 실내 자전거

야외에서 타는 자전거는 균형을 잡기 쉽지 않은 임산부에게는 부담스러울 수 있는 운동이다. 하지만 실내에서 타는 고정식 자전거는 날씨에 구애받지 않고 언제든지 할 수 있을 뿐만 아니라 바닥에 고정이 되어 있어 안전하다.

자전거는 걷기와 마찬가지로 임산부의 심폐 기능을 향상시키고 체력을 키워 주는 유산소운동으로 체중이 하체에 모두 전달되지 않아 관절의 부담이 줄어든다는 장점이 있다.

3. 수영

수영은 임신 초기부터 만삭까지 할 수 있어 임산부에게 적합한 운동이다. 물속에서는 몸이 가벼워져 허리나 무릎 관절에 무리가 가지 않으며 부력으로 인해 몸이 잘 뜨기 때문에 태아나 산모에게 편안한 환경을 만들어준다. 또한 운동으로 인해 체온이 상승하는 것을 방지할 수 있다.

만삭에 가까워질수록 균형을 잡기 어려우므로 미끄러운 수영장 바닥을 특히 조심해야 한다. 찬물보다는 약간 미지근한 온수풀이 좋으며 수영 전 반드시 준비운동을 철저히 해야 한다.

4. 요가

요가는 최근 임산부들의 관심이 높은 운동법이다. 요가는 근육을 이완시켜 근육의 피로도를 낮춰 주며 자궁이나 골반의 근육을 단련시켜 순산을 돕는 효과도 있다. 또한 명상을 통해 심신을 편안하게 유지하고 기분을 전환하는데 도움이 되며 출산 시 호흡 조절에도 효과적이다. 요가를 할 때는 배를 과도하게 수축하거나 관절을 과하게 늘리는 동작을 피하고 호흡을 참지 않도록 한다. 요가는 일반적으로 임신 16주 이후 시작하는 것이 좋다.

임산부가 피해야 할 운동도 있다.
▶ 균형을 잃거나 넘어지기 쉬운 운동 : 스키, 승마, 체조, 야외 사이클 운동
▶ 신체 접촉이 있는 운동 : 각종 격투기와 구기 종목
▶ 고지대에서의 운동 : 높은 고도에서의 운동은 고산병을 일으킬 수 있고 자궁 내 혈류의 흐름을 감소시킨다.

▶ 스쿠버다이빙 : 태아에게 감압증(잠수병)을 유발할 수 있다.

▶ 덥고 습한 환경에서의 운동 또는 사우나 : 어지러움을 유발할 수 있다.

▶ 공복 시 운동, 과도한 운동 : 저혈당을 유발한다.

▶ 숨을 참는 운동 : 배 속 태아와 함께 호흡하기 때문에 숨을 억지로 참는 운동은 좋지 않다.

만약 운동 중 질 출혈, 물 같은 분비물, 현기증 또는 어지러움, 호흡곤란, 근무기력증, 흉통, 두통, 종아리 통증이나 붓기, 자궁수축 및 태아의 활동 감소증상 등이 나타나면 바로 중단해야 한다.

운동은 임산부와 태아 모두에게 보약이다. 적절한 자극이 태아의 뇌 성장을 돕고 임산부에겐 당뇨병과 우울증을 예방한다. 몸이 무겁다고 집에만 있지 말고 일단 밖으로 나와서 움직이고 운동하자!

출산 후 다이어트
무리하게 하다가 골병든다

지금까지도 백 번 천 번 후회되는 것이 있다. 얼른 출산 전으로 돌아가야 한다는 조급증에 출산하자마자 음식 조절을 했다.

나는 세 번의 임신과 출산 경험이 있다. 첫째와 둘째 때는 출산 후 영양가 있는 식사로 잘 챙겨 먹어서 그런지 특별히 몸에 이상도 없었다. 셋째 임신 때는 임신 중에도 체중조절을 해서 그런지 첫애와 둘째 때를 비교하면 성공적이었다. 문제는 '내'가 만족하지 못했다.

출산 후에는 무조건 영양가 있는 음식으로 골고루 먹어야 한다. 산모는 임신, 출산 과정에서 몸에 여러 손상이 생기고 몸속에 저장된 다양한 영양분이 고갈된다. 임신 중 임산부의 몸에 있던 영양분이 태아에게 이동하기 때문에 뼈와 관절도 조심해야 한다. 특히 자궁 등 여성의 몸이 원래 상태로 돌아가는 기간인 산욕기(산후 6~12주) 동안 산모의 몸은 임신하고 있었던 때보다 훨씬 더 쇠약해진 상태다. 산후조리를 잘 못하면 평생 후회하게 된다. 출산을 하고 나면 저절로 임신 전의 건강한 상태로 되돌아가는 것이 아니다. 임신 전의 건강한 몸 상태로 돌아가기 위한 핵심은 출산 후의 올바른 산후조리에 달려 있다.

이 중요한 산후조리를 나는 완전히 무시했다. 얼른 임신 전으로 돌아가려고 산모에게 필수 음식인 미역국도 잘 먹지 않고 음식을 많이 제한했다. 기간을 넉넉히 잡고 천천히 감량하면 될 것을 뭐가 그리 급해서 출산하자마자 다이어트를 했는지 모르겠다. 아마도 이전에 날씬한 몸매로 있다가 살찐 내 모습을 보니 조급함이 왔던 것 같다.

그 결과 출산 후 1년쯤부터 잇몸이 붓기 시작했다. 세 번의 임신 중에도 치아에 이상이 온 적이 없었는데 출산 후 급하게 다이어트했던 것이 문제가 되지 않았나 싶다. 영양가 있는 식사를 골고루 먹지 않아 생긴 결과였다. 한번 잇몸이 붓기 시작하니 조금만 피곤하면 붓고 피가 났다. 결국엔 이를 뽑았고 임플란트 시술을 받아야 했다. 그 후 치아 상태가 전체적으로 나빠졌다.

무엇이든 욕심이 과하면 탈이 나게 되어 있다. 임신 기간 동안 관리를 잘해서 체중이 많이 증가하지 않았음에도 불구하고 욕심이 과해 출산 후 급하게 다이어트한 것이 두고두고 후회된다.

TV 속 여자 연예인들이 임신 후 출산하자마자 임신 전으로 변신하는 모습을 보고 부러워하지 말자. 그런 것에 현혹되지 않으면 좋겠다. 진심이다. 말은 못해도 골병들었을 확률이 높다. 몸이 회복도 되기 전에 식사량을 대폭 줄이거나 굶거나 운동을 무리하게 하는 경우 골다공증, 척추노화 등을 가져올 수 있다. 출산 후 단기간에 감량한다는 것 자체가 몸에 무리를 주게 된다. 몸 회복에 먼저 신경 쓰고 충분히 회복된 다음, 최소 3개월 후 체중조절을 하고 기간을 길게 잡아 천천히 감량할 것을 권한다. 출산 후 좋은 음식에 대해 알아보자.

1. **미역국** : 미역은 피를 맑게 해주고 혈액순환에 도움을 준다. 또한 자궁수축과 지혈에 도움을 주고 산후 붓기 완화를 시켜 준다. 최소 2~3주 동안은 미역국을 먹는 것이 좋다.

2. **호박** : 임신 후기부터 부종이 심해져 혈액순환이 잘 안된다. 호박에는 식물성 섬유인 펙틴 성분이 이뇨작용을 촉진해 산후 부종에 탁월한 효과가 있다. 또한 비타민,

철분 등이 다량 함유되어 있어 소화에도 도움을 준다. 단, 모유의 양이 줄어들 수 있어 모유량이 적은 산모라면 양을 조절해야 한다.

3. **쇠고기, 시금치** : 출산 후에는 철분이 많이 함유된 식품을 섭취해야 한다. 쇠고기는 단백질과 철분이 풍부하고 시금치에는 칼슘, 비타민A가 풍부하여 출산 후 빈혈 예방에 도움이 된다.

4. **연어와 견과류** : 호르몬의 변화와 기력 소진으로 인해 우울한 감정에 빠져들 수 있다. 연어와 견과류 등 푸른 생선, 우유, 달걀, 치즈, 두부처럼 오메가3 지방산, 마그네슘, 아연이 많이 함유된 식품들이 마음 안정에 도움이 될 수 있다.

5. **요구르트, 양배추, 양상추** : 챙겨 먹는 철분으로 인해 변비가 생기기 쉽다. 부드러운 채소를 살짝 볶아 먹거나 데쳐 먹으면 변비 예방에 도움이 된다.

모두들 나처럼 뒤늦은 후회 절대 하지 말기를 바란다. 출산 후에는 무조건 몸 회복이 먼저다. 건강을 잃으면 다이어트가 무슨 소용이 있겠는가? 출산하느라 고생한 내 몸, 좋은 영양분 가득 채워 주자. 회복에 전념한 후에 다이어트를 해도 늦지 않다. 조급증을 버리자!

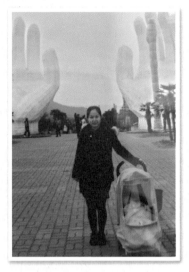

〈사진 44〉첫 아이 출산 후,
항상 배가 덮이는 옷을 입고 다닐 당시

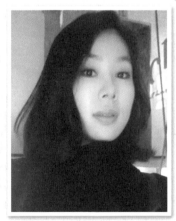

〈사진 45〉다이어트 후, 방송 미팅
가기 전 한 컷.

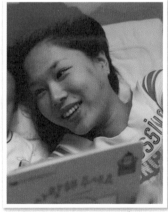

〈사진 46〉첫째 출산 후 다이어트 전,
야식과 인스턴트 등 몸에 좋지 않은
음식을 많이 먹어 피부 트러블도 심했다.

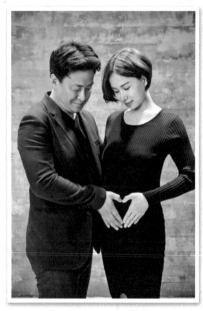

〈사진 47〉 셋째 만삭사진

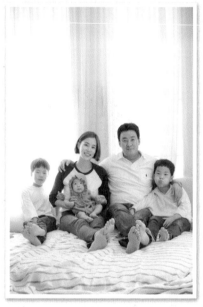

〈사진 48〉 가족사진

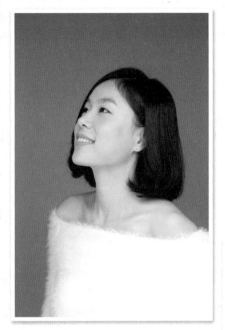

〈사진 49〉

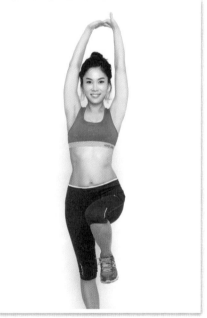

〈사진 50〉 첫 프로필 사진

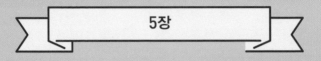

5장

평생 가는
건강한

인생 몸매를
만들어라

01

몸매가
스타일이다

    사실 내 평생 패션에 'ㅍ'도 몰랐고 관심도 없었다. 결혼 전에는 평범한 보통 몸이었지만 옷을 볼 줄도 몰랐고 관심도 없었다. 그러던 내가 다이어트에 성공하면서 달라졌다.

    체중은 결혼 전이나 다이어트 후나 비슷했지만 결혼 전 운동이라고는 숨쉬기 운동이 전부였던 때와 운동으로 다이어트 성공 후의 몸은 확연하게 달라져 있었다. 비슷한 체중이라도 골격근량과 체지방의 무게에 따라 몸의 차이는 크다. 특히 복근은 체지방이 적어야 볼 수 있다. 결혼 전에도 복근은 볼 수 없었던 몸이었는데 출산 후 다이어트로 난생 처음 복근을 보게 되었다. 복부에 일단 살이 없으니 옷을 입을 때 허리가 꽉 끼지 않았다. 바지를 입으면 낙낙한 그 느낌이 좋았다.

결혼과 출산 후에는 급격히 늘어나고 처진 엉덩이와 배를 가리기 급급했다. 사이즈는 내게 중요하지 않았다. 그저 배와 엉덩이를 가려 주는 옷이면 좋았다. 그런 내가 다이어트 후 옷을 입는데 내 몸이 신기했다. '어머 어떻게 이런 옷이 내게 맞을까', '와 내게 이런 옷도 어울리네!' '어머나! 55 사이즈가 나한테 맞네.'라며 호들갑 떨면서 마음껏 마음에 드는 옷을 골라 입었고 옷 고르는 재미도 느꼈다. 비싸지 않아도 일단 몸매가 되니까 어떤 옷을 입어도 잘 어울렸고, 싸구려처럼 보이지 않았다. 인터넷에 저렴한 옷들로 다양하게 사 입으면서 어떤 옷이 나에게 어울리고 안 어울리는지도 점차 알게 되었다.

나는 다리가 짧고 흔한 말로 비율이 좋지 않은 몸이다. 나 같은 몸은 하이웨스트 바지가 다리가 길어 보이고 늘씬해 보이는 효과가 있었다. 티셔츠는 일반 티셔츠보다 크롭티처럼 조금 짧은 티셔츠가 다리도 길어 보이고 잘 어울렸다.

생전 옷이라고는 관심도 없다가 몸이 변하니 저절로 옷에 관심이 갔다. 운동복도 마찬가지였다. 처음 헬스장에서 운동할 때는 헬스장에서 주는 옷을 입었다. 매달 천 원만 내면 한 달간 매일 운동복을 제공해 준다. 이 얼마나 편한가? 군이 운동복을 살 필요성을 느끼지 못했다. 그러다가 헬스장 회원 분들 중 운동 경력이 조금 있는 분들은 대부분 본인이 소유한 운동복을 입는 것을 알게 되었다. '아니 한 달에 천 원만 내면

옷도 주고 빨래도 하지 않아서 편하고 좋은데 왜 굳이 운동복을 사 입는 것일까' 하고 의아하게 생각했었다.

몇 년이 지나고 나서야 알았다. 운동을 한 만큼 내 몸이 변화되고 변화된 모습을 더욱 돋보이게 만들고 싶은 게 사람의 심리다. 요즘 나오는 옷은 이쁘기도 하지만 재질도 좋아서 땀에 젖어도 금방 말라 헬스장에서 주는 옷하고는 차원이 달랐다. 운동복이란 것을 괜히 입는 것이 아니구나 싶었다. 돈 값어치를 톡톡히 했다. 그때부터 나도 운동복을 사 입었다.

신기하게도 내가 맘에 드는 옷을 입고 운동을 하면 그날따라 더 신이 나고 운동도 잘되는 느낌이 들었다. 몸매가 드러나니 착 달라붙는 운동복은 간지가 좔좔 흘렀다. 그 모습이 맘에 들어 거울 앞에서 사진을 찍어 SNS에 올리기도 했다. 의도한 것은 아니지만 이런 사진들은 차곡차곡 기록되어 나중에 다이어트 방송 촬영할 때도 요긴하게 쓰였다.

운동복이 이렇게 다양하고 예쁜 옷이 많은 줄 몰랐다. 은근히 보정도 많이 되어서 실제보다 더 날씬하게 해주는 효과도 있다. 같은 몸이라도 헬스장에서 제공하는 옷을 입었을 때와 운동복을 입었을 때 보이는 모습에 차이가 크다. 특히 레깅스가 그러하다. 레깅스를 외출 시에도 입으면 눈살을 찌푸리는 사람들이 많은 것으로 안다. 하지만 운동복이니만큼 운동을 할 때 입으면 그렇게 편하고 좋을 수가 없다. 볼록해진 배도 커버를 많이 해준다. 열심히 운동해서 복근이 보인다면 스포츠브라나 크롭티도 도전해 보길 바란다.

운동을 하면 자신감은 저절로 따라온다. 열심히 운동한 몸이기에 티를 내고 싶어지는 것이 사람 심리다.

다이어트 성공 후 여름휴가 때 과감하게 비키니도 입어 보았다. 사실 미혼일 때 비키니를 딱 한 번 입어 본 적은 있었지만, 그 당시 너무 창피해서 가리기 급급했다. 뚱뚱하거나 보기 흉한 몸은 아니었지만, 자신감도 없었고 마냥 창피했다. 그랬던 내가 아줌마가 되어서 비키니를 즐겨 입게 되다니 놀라운 변화였다. 지금은 매해 여름마다 비키니를 입는디.

아줌마도 비키니를 입을 수 있다. 우리나라의 보수적인 특성상 애 엄마가 비키니를 어떻게 입느냐고 눈살 찌푸리는 사람들도 있는데, 신경 쓸 필요 없다. 벌거벗고 다니는 것도 아니고 비키니를 입는데 애 엄마라는 것이 무슨 상관인가 싶다. 마음껏 입고 해변가에서 태닝도 하고 즐기길 바란다. 몸매가 예쁘면 뭘들 입어도 예쁘니 걱정하지 말라. 예쁘게 입고 인생 사진 찍어서 SNS에 올려 인증하자.

몸매가 스타일이다. 자신감을 가지고 당당해져라.

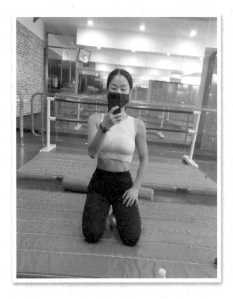

〈사진 51〉
헬스장에서 제공하는
운동복은 안녕.
나만의 운동복으로 몸매 드러내기.

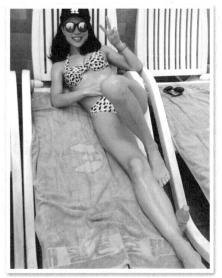

〈사진 52〉
다이어트 성공 후 과감하게
비키니 입고 브이.

02
엄마들이여
취미를 만들어라!

내 인생은 다이어트 전과 후로 엄청나게 달라졌다. 부끄럽지만 내 평생 특별한 취미라 할 것이 없었다. 결혼 전 내가 시간이 날 때마다 했던 것이라고는 친구들 만나 그저 늘 비슷한 이야기들과 쇼핑, 혹은 카페 등을 전전하며 시간 때우기에 급급했던 것 같다. 물론 당시에는 참 재밌었고 친구들과의 만남이 회사 생활 중에 유일한 낙이었다.

다이어트 후 운동이라는 베스트친구를 만나면서 내 취미는 누가 뭐라 해도 운동이 되어 버렸다. 결혼과 동시에 친구를 만날 여유도 시간도 없었지만, 운동을 만나기 전에는 매사 무기력했고 공허했다. 예쁜 아이들과 남편이 곁에 있어도 채워지지 않는 결핍이 항상 있었다.

운동을 만난 지금은 혼자만의 시간이 생기면 운동을 했고 산을 오르거나 책을 읽는다. 혼자 있는 시간이 즐겁고 좋다.

사실 결혼 전의 나는 혼자 있는 것을 극도로 싫어했고 집에 있는 것이 싫어 없던 약속도 항상 만들어서 어디든 나가야 직성이 풀리는 역마살이 다분한 여자였다. 책은 학교 졸업과 동시에 이별했고, 운동은 숨쉬기 운동이 전부였다. 결혼 후 낮에는 아이들과 놀아주고 아이들이 잠이 들면 야식과 함께 TV를 친구 삼아 시간을 보냈다.

동네 엄마들 모임에도 어떻게든 참석하려고 애쓰며 끼어 보았지만, 집으로 돌아오면 또다시 공허했다. 항상 무언가에 갈증을 느낄 무렵 운동을 만났다. 계기는 다이어트였지만 운동은 내게 특별한 친구가 되어 주었다. 특별한 일이 없으면 매일 운동을 했고 운동이 끝나면 그 개운함에 더더욱 빠져들었다.

정신이 또렷해지면서 지식의 욕구도 생겼다. 아이들 어릴 적 읽었던 육아서가 아닌 내가 관심이 가고, 읽고 싶었던 책을 읽었다. 고전이든 소설이든 가리지 않고 읽었다. 내가 정말 마음에 드는 책을 읽고 있는 순간만큼은 몰입을 경험했고 잡생각도 나지 않았다. 그 순간이 너무 행복했다. 어느새 혼자 있는 시간을 즐기게 되었다.

자유 시간이 주어지면 나는 망설임 없이 운동하거나 독서한다. 요즘은 글쓰기도 꾸준히 한다. 이 책을 모두 쓰고 나서도 꾸준히 글쓰기를 취미 삼아 이어 나갈 예정이다.

　나는 엄마들이 혼자 있는 시간에 본인이 좋아하는 것을 찾아서 시간을 의미 있게 보냈으면 좋겠다. 그것이 운동이라면 더더욱 좋다. 거기다 플러스 독서도 함께 하면 정말 좋다. 누군가는 그럴 것이다. 먹고살기 바쁜데 그럴 시간이 어디 있느냐고. 그럴수록 더더욱 시간을 내서 해야 한다. 꼭 운동과 독서가 아니라도 취미 하나쯤은 만들어 보자. 해보고 싶었던 것, 하고 싶었던 것, 무엇이든 좋다. 마음만 먹고자 하면 얼마든지 틈새 시간이 있게 마련이다.

　운동이 내 몸을 변화시켜 주었다면 책은 나의 마음을 다스려주었고 나를 성장시켜 주었다. 글쓰기 또한 책을 통해 실행하게 되었다. 책을 읽지 않았더라면 책을 쓸 용기조차 내지 못했다. 나이가 들었다고 호기심과 열정까지 버리면 안 된다. 핑계 대는 순간 할 수 있는 일은 점점 더 사라진다. 꼭 본인만의 취미를 만들었으면 좋겠다.

　아이들 보내놓고 삼삼오오 모여 카페에서 수다 떠는 엄마 무리들을 볼 때면 예전에는 부러울 때가 있었다. 물론 가끔 만나 아이들 근황 이야기도 하고 이런저런 이야기 나누며 즐거운 시간을 보내는 것도 좋다. 몇 번 엄마들 모임에 나가 보았지만, 결론은 부질없었다. 처음에는 재미있을지 몰라도 자주 만나다 보면 더 이상 할 말도 없고 늘 비슷한 이야기에 끝은 꼭 남의 이야기로 끝나는 경우가 많다. 남 얘기하며 시간 보내는 만큼 어리석은 일은 없다고 생각한다. 차라리 그 시간에 나만의 시간을 갖거나 아이들과 시간을 보내자. 엄마의 독서는 아이들이 보기에도 훌륭한 교육이고 엄마의 발전에도 최고의 무기이다. 아무리 강조해도 지나치지 않는다. 읽을 책이 떨어지면 수중에 돈이 떨어진 것처럼 허전하고 힘들다. 우리 인생을 바꿀 힘이 있는 것이 책이다.

엄마가 행복해야 아이들이 행복하고, 집안이 평온하다는 말을 백프로 공감한다. 엄마들이여! 이제 그대들의 시간이다. 가정을 위해 힘쓰고 혼자 있는 시간에 무기력하게 소파에 누워 **TV 리모컨이나 핸드폰을 손에 쥐고 있기보다 그 시간에 자리를 박차고 일어나 움직이자.** 나만의 취미생활을 누리자. 평소 관심 가졌던 분야의 자격증을 따보는 것도 좋다. 어떤 목표가 있으면 사람은 몰입하게 되고 몰입은 또 다른 행복감을 가져다준다. 그 시작으로 뜻밖의 좋은 일이 생길 수도 있다.

모든 엄마가 혼자만의 시간을 의미 있게 쓰고 발전하는 삶을 살았으면 좋겠다. 건강을 위해 몸도 가꾸고 내면의 건강도 잘 돌봐서 멋진 엄마가 되자!

우리가 반복적으로 하는 일이 곧 우리 자신이다.

─윌 듀랜트

내가 먹는 것이
곧 '나'다

나는 운동할 때 땀을 많이 흘리는 편이다.

유독 땀 냄새가 독한 날이 있다. 그런 날은 항상 전날 배달 음식에 술을 먹거나 몸에 해로운 음식을 먹었을 때이다. 이런 음식을 먹은 날은 배변 냄새도 독하다. 자연식품으로 음식을 직접 해 먹거나 원물 그대로 먹었을 때와는 확연하게 차이가 난다.

피부도 마찬가지다. 전날 어떤 음식을 먹었느냐에 따라 다음 날 피부가 푸석해지거나 뽀송해진다. 나 같은 경우 스킨로션을 정말 저렴한 제품을 쓰는데 비싼 화장품에 돈을 쓰기보다 좋은 음식을 섭취하는 것에 투자한다. 비싼 화장품을 사용해도 몸에 해로운 음식을 먹으면 무용지물이다. 백날 피부과를 다닌다 한들 잠시뿐이다.

아토피는 환경성 질환이다. 유전으로 얻기도 하지만 음식 섭취와도 관련이 많다. 모든 질병은 먹는 것과 관련이 깊다. 내가 먹는 것이 곧 '나'다. 무엇을 먹느냐에 따라 피부도, 몸매도, 질병도 달라진다.

'산도조절제, 카라멜 색소, 변성 전분, 산 분해 간장, 합성 향료 1호, 식용색소 3호, 글루탐산나트륨, 아질산나트륨.'

이게 다 무엇인지 아는가?

삼각김밥 등 간편조리식품 성분표 중 일부다. 이 성분들이 얼마나 몸에 해로운지 아는 사람은 극히 드물다. '해롭다고는 하는데 뭔 일 있겠어?'라며 안일하게 생각한다. 내가 가진 주식회사 재무제표는 알고 있으면서 내 입으로 들어가는 것이 뭔지는 지독하게 관심이 없다.

산도조절제는 식품첨가물, 쉽게 말해 방부제이다. 변성 전분은 녹말을 변화시킨 것으로 위 속쓰림과 피부에 영향을 끼친다. 아무리 돈이 많다고 한들 건강이 안 좋으면 그게 무슨 소용이랴. 내 입에 들어가는 것이 어떤지 정도는 알고 먹자.

가공식품을 고를 때는 영양 성분표뿐만 아니라 원재료 및 함량을 보는 습관을 기르자. 식재료는 원재료 표기가 따로 없는, 눈에 보이는 것이 곧 식품인 자연식품을 먹어야 한다. 그래야 다이어트도 성공하고 건강한 몸이 된다.

- 방부제 : 음식을 안 썩게 한다. 대신 몸이 썩는다.
- 감미료 : 맛을 더한다. 맛에 중독되어 탐닉하게 만든다.
- 인공향료 : 기가 막힌 향을 만들어낸다. 더 많이 더 자주 먹도록 만든다.
- 인공색소 : 더 맛있어 보이게 한다. 내 몸은 맛없어진다.

많은 가공식품에는 대부분 다 들어 있다. 이런 재료를 먹지 않으면 도대체 무엇을 먹어야 할까?

- 제철 식재료
- 원물 그대로
- 굽고 찌고 삶기
- 배달 음식 대신 자연식품을 집에서 만들어 먹기
- 간편조리식품 X
- 단맛과 이별하라.
- 식용유 대신 올리브유
- 액상과당(콜라, 사이다), 밀가루는 멀리하기

독소란 몸에 축적되면 해를 일으킬 수 있는 모든 물질이다. 독극물만 독성이 아니다. 설탕도 과하면 독이 된다. 식품첨가물은 말할 것도 없다. 호르몬 불균형, 치매, 당뇨, 출산 장애 등 내 몸에 악영향을 끼친다. 가공식품뿐만 아니다. 어린이 음료수에도 우리가 모르는 첨가물이 한가득이다. 그래 놓고 어린이에게 좋은 물질 하나 가지고 광고한다.

'10개 이상의 첨가물+영양소 1개' 제품을 마치 첨가물 따위 하나도 없는 청정무해한 제품인 양 광고하게 된다. 영양소 1개만 강조하면서 말이다.

아이들은 그런 음료수를 먹고, 그 맛에 중독되어서 또 사달라고 떼쓴다. 대한민국에 살면서 가공식품이나 시중 음료를 전혀 먹지 않고 살 수는 없지만, 알고는 있자. 절대 좋은 것이 아니라는 것을. 몸에 안 좋은 음식을 위해 돈은 돈대로 쓰고 몸을 망치는 어리석은 일은 하지 말자. 단번에 끊을 수 없다면 조금씩 줄이자.

건강을 위협하는 가장 큰 요소는 음식 습관이다. 살이 찌는 이유는 살찌는 음식을 탐닉하기 때문이다. 아무도 내 몸을 책임지지 않는다. 나만이 자신을 스스로 고칠 수 있다. 먹는 음식을 바꾸면 많은 것들이 개선되며, 가장 돈이 덜 들고 쉽게 건강해지는 방법이다.

내가 먹는 것이 곧 '나'라는 것을 잊지 말자.

음식을 먹는 행위는

배고픔을 채운다는 관념을 넘어

신과 영혼을 향한 예식입니다.

식탐에 못 이겨 있는 대로

아무것이나 취하는 습성을 비우고,

향내 나는 신성한 것들로

먹을거리를 삼는 것이 몸과 마음에 대한

우리의 도리입니다.

—작가미상

운동 잘못하다가
피부 10년은 늙는다

3년 전 나는 장거리 트레일런에 미쳐 있었다. 영남 알프스 105km 최장거리 완주를 목표로 대회 준비를 하고 있었다. 비가 오나 눈이 오나 1년간을 산과 헬스장을 오가며 운동에 매달렸다. 최장거리인 만큼 운동을 소홀할 수가 없었다.

열심히 한 덕분에 무사히 완주를 할 수 있었다. 기쁨을 만끽하던 어느 날, 나는 거울 속에 비친 내 얼굴을 보고 화들짝 놀랐다. 운동에 너무 몰두한 나머지 내 얼굴에는 신경을 놓고 살았다. 십 년은 더 나이가 들어 보이는 내 얼굴.

부끄러운 얘기지만 나는 40년이 넘는 동안 선크림을 바르지 않았다. 정말 뜨거운 해변가나 물놀이를 하지 않는 이상 바르는 일은 없었다. 선크림 특유의 끈적임이 싫었다. 야외에 오래 있을 일도 드물었기에 피부에는 한마디로 관심이 없었다.

대회 준비를 하면서 계절에 상관없이 매일 운동을 했다. 햇빛이 강한 여름도 예외는 아니었다. 뜨거운 자외선을 직통으로 맞으면서 왜 선크림을 바르지 않았느냐고 물을 수도 있다. 가만히 걷기만 해도 땀이 나는 여름에 산을 뛰어다녔으니 물에 빠진 것처럼 옷은 홀딱 다 젖었다. 얼굴에도 땀이 비 오듯 쏟아졌다. 선크림을 발라도 무용지물이라 여겼다. 그런데다 모자도 쓰지 않고 무방비로 운동을 했다. 그야말로 무식하게 운동했다.

그렇게 일 년을 운동하였더니 내 운동능력과 체력은 올라갔지만, 피부와 머리카락은 10년은 늙어 버렸다. 사람이 단기간에 이렇게 늙어 보일 수가 있다는 것에 놀라웠다. 자외선의 무서움을 뼈저리게 느꼈다.

과하게 흘린 땀으로 내 피부는 건조해져 푸석하고 거칠어졌고 뜨거운 자외선에 무방비로 노출되어 피부 곳곳에 주름이 생겼다. 굵고 비교적 건강했던 내 모발은 햇빛에 직통으로 맞아 얇아지고 정전기가 잘 일어났고 머리카락도 갑자기 많이 빠졌다.

제대로 경험한 이후, 지금은 너무 뜨거운 시간대는 야외 운동을 하지 않는다. 행여 하더라도 모자와 선크림은 필수다. 야외에서 운동할 때는 무엇보다 신경 써야 하는 것이 바로 자외선이다.

주로 실외에서 운동하는 축구나 야구 선수들이 실내 스포츠인 농구나 배구 선수보다 피부가 좋지 않은 경우를 많이 볼수 있다. 하루 종일 밭을 매는 시골 농부들과 마찬가지로 자외선에 의한 손상이 많을 수밖에 없다.

자외선 차단제를 신경 써서 바른다고 해도 장시간 노출되는 것에는 장사가 없다. 3시간마다 바르라고 하지만 운동하다 보면 쉽지 않다. 야외에서 운동할 때는 장시간 운동을 하기보다는 조금씩 나누어서 하거나 너무 땀을 과도하게 흘리는 운동은 피하는 것이 좋다.

자외선에 심하게 노출됐다고 해서 곧바로 기미나 색소가 생기는 것은 아니지만 미연에 방지하는 것이 중요하다. 피부가 회복될 때까지 피부에 자극을 주는 마사지는 피하고, 과일이나 채소 등 항산화 성분이 많은 제철 과일을 이용한 천연팩을 하면 도움이 된다.

항산화 성분은 활성산소가 일으키는 산화 과정을 막아 세포를 건강하게 유지하는 물질이다. 자두, 석류, 체리, 사과, 적포도, 자몽, 귤, 레몬, 키위, 바나나 등이 있다. 오이와 감자 등은 멜라닌 색소를 약화시키고 열을 가라앉히는 효과가 있다. 얼굴이 따갑고 붉게 달아올랐다면 수박팩도 효과적이다.

여름뿐 아니라 봄과 여름 사이에도 조심해야 한다. 기온이 상승하면서 모세혈관이 확장되어 땀과 피지 분비가 왕성해지며, 그에 따라 모공이 넓어진다. 이때 먼지와 바람도 늘어나기 때문에 모공 속에 노폐물 또한 쌓이기 쉽다. 특히 미세먼지가 많은 날은 야외 운동을 피하자.

실내에서 운동한다면 운동 전에 세안을 깨끗이 하고 얼굴이 땅기지 않도록 화장수로 피부 결을 정돈한 다음 유분이 많은 크림이나 에센스는 생략하고 자외선 차단제 정도만 가볍게 바르는 것이 좋다. '운동을 하고 난 다음 샤워를 할 거니까' 하는 생각으로 세수도 하지 않고 운동을 하는 극단적인 경우가 있다. 그렇게 하면 모공 속에 쌓인 피부 노폐물이 땀과 함께 제대로 배출되지 않아 피부 트러블이 생길 가능성이 높다. 긴 머리는 되도록 깔끔하게 뒤로 묶어 잔머리가 피부에 닿아 트러블이 생기는 일이 없도록 하자.

운동을 하면서 흘리는 땀도 관리가 필요하다. 땀은 반드시 개인용 수건을 준비해서 닦고 맨손으로 얼굴의 땀을 닦지 않는 것이 좋다. 여러 사람이 사용한 기구나 오염된 먼지, 세균 등에 의해 감염이 될 수도 있다. 부드러운 수건이나 손수건으로 닦되 물로 깨끗이 씻는 것이 가장 좋다.

나처럼 폭삭 늙은 피부가 되지 말고, 미리 예방해서 피부와 모발 모두 지키자.

모발을 건강하게 만드는 음식

머릿결이 좋아지는 호두 : 비타민B와 비타민E가 풍부한 호두의 단백질 함량은 육류보다 훨씬 많으며, 질 좋은 불포화지방산과 각종 비타민과 미네랄이 풍부하다. 혈액순환을 돕고 피부와 모발에 골고루 영양을 주어 탈모를 방지하고 발모를 촉진한다.

지루성피부염에 좋은 달걀 : 비오틴(비타민H)이 함유된 달걀은 각종 영양소가 풍부한 완전식품이다. 비오틴은 최근에 발견된 복합제의 하나로 지방과 단백질의 정상적인 신진대사를 위해 필수적인 물질이다. 건선과 탈모증, 비듬, 지루성피부염 등의 치료를 도와주며 손톱을 단단하게 하고 건강한 모발을 유지하도록 돕는다.

모발을 건강하게 해주는 검은콩 : 콩 한 알에는 단백질 40%, 탄수화물 35%(25%는 식이섬유, 10%는 올리고당), 지질 20%, 비타민 5%, 칼슘, 레시틴, 이소플라본 등의 풍부한 영양이 들어 있어 해독력이 뛰어나고 파괴된 인체 조직을 빠른 속도로 회복시켜 탈모를 예방한다. 또 검은콩의 비타민E나 불포화지방산은 혈관을 확장시켜 말초혈관의 혈액순환을 원활하게 해주기 때문에 두피에 필요한 영양 성분을 효과적으로 공급해 발모를 촉진하는 기능을 한다.

식물성 에스트로겐이 풍부한 석류 : 석류는 대부분의 과실류가 그렇듯이 수분이 83.1%나 차지하고 그 외 탄수화물 17.6g, 칼슘 8mg, 인 15mg, 비타민C 10mg을 함유하고 있다. 석류에 함유된 천연 에스트로겐은 콜라겐의 합성을 돕는 작용을 하므로 꾸준히 먹으면 두피의 혈액순환을 개선해 머리카락에 충분한 영양을 공급한다.

탈모 유발 호르몬의 생성을 억제하는 녹차 : 녹차 잎에서 추출한 카테킨 성분이 탈모방지에 효과가 있다는 논문 결과가 발표됐다. 녹차를 자주 마시면 탈모를 유발하는 호르몬의 생성을 억제해 두피건강에 도움이 된다고 한다.

송모(松毛)라 불리는 솔잎 : 최근 한 연구에서 솔잎에 함유된 옥실팔티민산이 젊음을 유지시켜 주며, 피부미용 및 심장을 튼튼하게 해주는 기능이 있다고 알려졌다. 솔잎에는 비타민A, C, K, 엽록소, 칼슘, 철분 등이 많이 함유되어 있어 만성빈혈 환자에게 좋으며 담즙의 분비를 촉진시켜 탈모예방에도 효과적이다.

05
운동에 재미를 붙였다면
대회에 도전하라!

10여 년 전 다이어트를 해보겠다고 처음 헬스장을 등록했다. 헬스장을 찾은 첫날 여럿이서 스피닝운동을 하고 있는 분들을 보았다. 내 눈에는 스피닝이라는 그 운동이 참 재밌어 보였고 나도 해보고 싶었다. 바로 등록을 했고 매일이 행복했다. 스피닝을 통해 체력이 점점 좋아졌다. 체력이 좋아지는 것이 느껴지니 다른 운동도 해보고 싶어졌다.

그래서 도전한 것이 마라톤이었다. 운동하는 사람이라면 러닝은 기본적으로 많이들 한다. 혼자 달리는 것보다 대회를 통해 여러 사람들과 함께 뛰어보는 일도 꼭 경험해 보길 바란다. 좋은 에너지를 받고 올 것이다. 전국 여러 곳에서 다양한 대회가 열린다. 여행 겸 일정을 짜서 평소 가 보지 못했던 전국 곳곳을 기 보는 것도 기억에 남는 일이다.

거리는 5km 짧은 거리부터 다양하게 있다. 만일 아이가 있다면 아이와 함께 추억 삼아 나가 보는 것도 좋다. 도심을 달리는 마라톤부터 산길을 달리는 트레일런까지 다양하게 경험해 보길 바란다.

〈마라톤 정보〉

www.marathon.pe.kr

▸ 네이버에 '마라톤 온라인'이라고 검색하면 위 사이트가 뜬다.

월별로 전국각지 마라톤 대회 정보가 나온다. 강원도부터 서울, 부산 등 모든 지방 곳곳에서 매달 대회가 열린다. 세상에 이렇게나 많은 대회가 있나 싶을 정도이다. 마음에 드는 대회를 골라 접수해 보자. 접수 후 매일 조금씩 연습해서 성취감을 느껴 보자. 운동에 더욱더 재미를 느낄 수 있다.

〈추천하는 트레일런대회〉

www.goodrunner.co.kr

▸ 강원도 정선 산길을 달릴 수 있는 따뜻한 봄날에 열리는 대회이다.

내가 처음 산길을 달렸던 대회이자 큰아들과 함께 출전한 대회이다. 이 대회를 통해 트레일런의 매력에 흠뻑 빠지게 되었다. 가족여행 겸 강추하는 대회이다. 숙소도 제공되며 숙소 앞에 다양한 아이들 놀거리도 마련되어 있다.

〈제주 국제트레일러닝대회〉

www.transjeju.utmb.world

▶ 아름다운 제주도 한라산을 달리는 대회이다. 말할 것도 없이 좋은 대회이다. 무거운 가방을 메고 다닐 필요 없이 대회 측에서 제공해 주는 음식을 섭취하고 가볍게 달리며 아름다운 제주를 느껴 보라. 평생 잊을 수 없는 기쁨과 함께 추억을 만들어준다.

〈거제 100K 트레일러닝대회〉

https://cafe.naver.com/gigmaek

▶ 거제의 산을 달릴 수 있는 대회이다. 100K, 50K, 24K, 10K가 있다. 트레일런을 시작했다면 꼭 참여해야 하는 대회이다.

〈울주 트레일 나인 피크〉

www.uljutrail.com

▶ 영남알프스 간월재를 시작으로 가을에 열리는 대회이다. 경치가 예술이다. 마찬가지로 트레일런을 시작했다면 꼭 참여해 보길 바란다.

www.osk.run.

▶ 트레일런에 대한 많은 정보와 필요한 상품의 정보를 제공해 준다. 모든 운동은 장비가 중요하다. 많은 도움을 받을 수 있다.

www.strava.com

▶ 달리기, 사이클, 걷기 등 스포츠를 즐기는 수많은 사람과 교류할 수 있는 앱이다. 또한 달리기 기록과 위치를 알려 주고 기록해 준다. 운동인의 필수 어플이다.

그 외에도 철인 3종, 스파르탄대회 등 체력이 좋아지고 운동에 재미가 느껴지면 참가할 수 있는 대회가 많다. 세상은 넓고 경험할 것도 무궁무진하다. 헬스장을 시작으로 다양하게 느껴 보고 경험해 보길 바란다.

당신이 진정으로 좋아하는 일을 찾고 그 일을
실현할 수 있는 방법을 찾아라.
그러면 당신은 행복한 사람이 될 것이다.

―톰 페티

06
가계부 대신
운동부 기록하기

운동을 꾸준히 한다는 건 생각보다 쉽지 않다. 자꾸만 하지 않을 이유를 만들게 된다. 그 이유를 계속 없애고 무조건 운동할 수밖에 없는 환경을 만들어야 한다.

나는 SNS에 매일 기록했다. 네이버카페에 운동하는 모임이 많다. 그중 한곳에 가입해서 매일 인증하는 것이다. 헬스를 주로 한다면 '헬스' '몸짱'을 검색해 보자. 몇몇 카페들이 뜰 것이다. 그중 하나를 선택해서 활동하면 된다. 모두 헬스에 진심이기 때문에 열정이 장난 아니다. 그들과 함께하면 식을 수가 없다. 그날그날 운동한 기록을 인증하며 서로 공유한다. 다른 사람들은 어떤 것을 먹고 어떤 식으로 운동하는지를 보며 나와 비교해 배울 점은 배우고 수정할 것은 수정한다.

달리기나 등산을 자주 한다면 '가민' 혹은 '순토'라는 어플이 있다. 어플에 맞는 시계를 구입하면 운동량, 칼로리, 위치, 휴식 시간, 맥박까지 내 몸에 맞게 진단해 주고 기록해 준다. 정말 운동하기 좋은 세상이다. 매번 시간 체크해서 기록하지 않아도 알아서 해주니 얼마나 편한가? 자전거, 요가, 실내운동, 걷기 등 다양한 운동을 기록해 준다. 시계를 구입하여 어플을 다운로드하고 '스트라바'어플까지 연동하면 완벽하다.

이렇게 기록된 데이터를 SNS에 공유해 보자. 전 세계인들이 가민과 순토를 이용하여 운동 기록을 공유한다. 동기부여가 저절로 된다. 유의할 점은 다른 사람의 기록과 내 기록을 너무 비교하지 말라는 점이다.

하루가 다르게 성장하며 꾸준히 하는 내가 중요한 것이지 남과 비교해서 득 될 것이 없다. 처음에는 나도 달리기가 느려 잘 뛰고 싶고 남들보다 너무 느린 것 같아 속이 상할 때도 있었다. 하지만 나의 성장에 방해만 될 뿐이었다. 다이어트로 시작한 운동이었지만 지금은 내 건강을 위해 운동한다. 남과 비교해 봐야 결국엔 부질없다. 강한 욕심에 부상만 올 뿐이다. 건강하게 즐기며 하는 운동이 최고다.

다음은 식단이다. 운동 기록도 중요하지만 내가 매일 무엇을 먹었고 먹고 있는지 기록해 두자. 나는 당시에 따로 어플을 이용하지 않고 메모장에 기록하거나 블로그에 기록했었다. 요즘은 식단 어플도 따로 있어 활용하면 편리하다. 다이어트도 하기 좋은 세상이다. 체중도 함께 기록하자. 그날 먹은 음식과 체중을 비교하여 무엇을 먹었을 때 체중이 감소하고 증가하는지 체크해 보자. 데이터가 쌓이면 감이 온다.

다음은 눈바디다. 지금에서야 후회되는 것이 있다. 바로 뚱뚱했을 때 사진을 좀 더 남기지 못한 것이다. 내 인생 최고의 몸무게를 달릴 때 나는 거울도 잘 보지 않았고 사진 찍는 것을 극도로 싫어했다. 그때 많이 찍어두었다면 이렇게 책을 쓸 때도 활용할 수 있고, 방송이나 여러 매체에서도 활용 가능했을 텐데 아쉽다. 꼭 어딘가에 활용하지 않더라도 내 기록이 쌓이면 내가 어떻게 변화했는지 볼 수 있어 스스로 동기부여도 된다. 반복은 습관을 만들고 변화시킨다.

다이어트 시작과 동시에 나의 현재 몸을 사진 찍어두자. 그리고 매일 변화하는 모습을 기록하자. 한 달 뒤 혹은 몇 달 뒤의 변화된 모습을 보면 성취감에 나 자신이 매우 대견할 것이다. 이런 성취감이 지속적으로 운동하고 관리하게 해준다.

성공한 사람들의 공통점이 있다. 바로 기록하는 습관이다. 스마트폰으로 인해 기록하는 습관이 수월해졌지만, 대부분이 하지 않는다. 다이어트를 시작함과 동시에 목표를 글로 기록해 두자. 우리 중 약 95%의 사람은 자신의 목표를 글로 기록하지 않는다. 실제 글로 쓴 사람 5%의 사람 중 95%가 자신의 목표를 성취했다.

인간은 원래 계속 까먹는다. 당연하다. 모든 걸 다 기억할 수 없다. 그렇기에 기록이 필요하다. 문제는 기록만 해서는 안 된다는 사실이다. 기록만 하고 확인하지 않는 사람도 딱히 발전이 없다. 기록했으면 데이터를 확인하고 변화의 유의미를 체크하고 또 다른 목표를 설정해야 앞으로 나아갈 수 있다. 대단한 목표를 설정하려 하지 말고 일상에서 떠오르는 작은 것부터 기록하는 습관이 필요하다.

예를 들어 우연히 다이어트에 관한 감탄할 만한 명언을 발견했다고 하자. 캡처하거나 기록해 두자. 혹은 다른 사람의 식단을 보고 따라 해보고 싶다든지 배우고 싶은 게 있다면 기록해 두자. 당시엔 기억할 것 같지만 절대 그렇지 않다. 뭐가 됐든 잊지 않도록 기록하는 습관이 필요하다. 나아가 독서할 때도 마찬가지이다. 책을 읽다가 좋은 구절이 나온다. 일일이 쓰기가 번거롭다면 좋은 구절만 사진으로 남겨두자. 안 쓰일 것 같지만 언젠가 쓰인다. 감명받은 부분은 나중에 읽어도 또 와 닿는다.

알뜰히 가정경제를 운영하기 위해 가계부 쓰는 것도 중요하지만 우리 엄마의 운동 기록도 중요하다. 운동 기록뿐 아니라 삶의 전반적인 것을 기록하는 습관은 중요하다. 별것 아닌 것 같지만 기록하고 잊지 않는 것만으로 6배 이상 성장할 수

있다. 일단 기록하고 확인하자. 금세 커버리는 아이들 사진도
틈틈이 남겨놓자. 정말 눈 깜짝할 사이 커버린다. 습관은 복
리이다. 아주 작은 습관의 힘에서 습관 덕분에 하루에 1%씩
발전한다. 가계부만 쓰지 말고 운동부도 쓰자. 그리고 모든
기록을 열심히 하자!

07
건강한 음식이
건강한 마음을 만든다

요즘 우리 엄마들의 마음은 무수히 많은 공격을 받고 있다. 고부간의 갈등, 회사 내에서의 스트레스, 육아 스트레스, 남편과의 의견충돌, 세균, 바이러스, 중금속, 미세먼지 등 예전에는 상상도 하지 못했던 것들로부터 공격받고 있다.

적군을 물리치려면 총을 쏘든 대포를 쏘든 반격해야 한다. 총알이나 대포알을 만들려면 원료가 있어야 하고, 원료가 떨어지거나 부족할 경우 공격할 무기를 만들 수 없으니 싸우는 것 자체가 불가능하다. 우리에게 무기란 음식이다.

사람의 뼈, 근육, 장기 등을 성장하게 만드는 것은 결국 '먹는 음식'이다. 심지어 몸속을 구성하는 모든 세포, 호르몬, 효소 등을 비롯하여 마음과 관계된 신경전달물질, 호르몬 등도 음식으로 만들어진다. 즉, 음식이 몸과 뇌를 만든다.

먹는 음식이 정상적이어야 몸도 마음도 정상적일 수 있다. 건강하게 음식을 먹어야 마음도 건강할 수 있다는 사실이다.

우울증 환자들은 대체로 비슷한 식습관을 보인다. 대표적으로는 좋아하는 음식만 골라 먹는 편식, 카페인을 과도하게 섭취하는 카페인 중독, 단맛에 길들여진 탓에 섭취량이 비정상적으로 많은 단맛 중독 등이 있다.

눈길을 끄는 것은 우울증 환자들이 흰 쌀밥이나 빵과 같은 탄수화물을 선호한다는 점이다. 밥과 빵을 배부르게 먹는다든지, 단 음식을 좋아하는 식습관은 우울 증상을 불러온다. 때문에 '연말연시'는 우울증 환자들에게 가장 위험한 시기다. 송년회나 신년회에 쫓아다니다 보면 크리스마스 케이크, 명절 떡, 술 등 우울 증상을 악화시키는 음식들과 마주하게 되고, 무심코 먹게 되기 때문에 자신도 모르는 사이에 식생활이 흐트러지기 십상이다.

그렇다면 마음의 건강을 위해 어떻게 먹어야 할까?

첫째, 단백질을 충분히 섭취해야 한다.

단백질은 신경전달물질의 주원료다. 단백질의 섭취를 제한하면 신경전달물질이 충분히 만들어지지 않게 되고, 급기야는 신경전달물질 불균형 상태에 빠지게 된다. 우울 증상을 호소하는 대부분의 사람이 단백질을 멀리하는 식습관을 갖고 있다.

단백질 중에서도 육류를 섭취해야 한다. 콩이나 두부 등 식물성 단백질을 섭취하는 것만으로는 필요한 단백질 양을 채우기에 무리가 따른다. 콩만 먹는 것보다는 달걀이나 메추리알을 함께 섭취하는 것이 좋다. 뭐니 뭐니 해도 가장 효과적인 것은 육류를 섭취하는 방법이다.

두 번째, 비타민을 충분히 섭취해야 한다.

흔히 '비타민의 기능'하면 피로회복 내지는 노화방지 효과를 떠올리는데, 사실 정말 중요한 비타민의 기능은 따로 있다. 단백질이 뇌 속으로 들어가기 위해 신경전달물질로 전환될 때, 비타민이 보조 역할을 한다는 사실이다.

비타민 가운데서도 가장 부지런한 일꾼은 비타민 B6이다. 비타민 B6가 없으면 효소가 제 역할을 하지 못한다. 비타민 B6라는 도우미가 있어서 비로소 효소가 주역의 임무를 완수할 수 있다.

비타민C는 흥분성 신경전달물질인 도파민이 노르아드레날린으로 전환하는 과정에서 보조효소 역할을 한다. 비타민C가 충분해서 흥분성 신경전달물질이 적절하게 분비되면 스트레스에 강해지고, 비타민C가 부족해서 줄어들면 스트레스에 약해진다. 흥분성 신경전달물질은 강한 스트레스를 받을 때 분비되는데, 이 스트레스를 극복하고 견딜 수 있게 만드는 일등

공신이 바로 비타민C인 셈이다. 요즘 같은 스트레스 사회에서 비타민C를 적극적으로 섭취해야 하는 이유이다.

뇌 신경전달물질의 합성에서 매우 중요한 역할을 하는 비타민! 큰 역할을 맡고 있지만 체내에서는 만들어지지 않기 때문에 음식물이나 영양보충제로 충분히 공급해 주어야 한다. 모든 비타민이 다 중요하지만, 특히 비타민 B6와 비타민C에 주목할 필요가 있다.

단백질과 비타민을 잘 섭취하는 것만으로 마음 건강까지 챙길 수 있다. 건강하게 먹고 건강한 마음을 만들자.

비타민 B6 : 주로 동물의 근육조직에 저장되어 있으므로 육류, 어류, 가금류 등의 동물성 식품을 먹는 것이 좋다. 간, 돼지고기, 감자, 양파, 마늘, 고등어, 달걀 등이 비타민 B6의 좋은 공급원이 된다.

식물성 식품 중에는 현미, 대두, 귀리 등에 풍부하게 들어 있으나 도정 과정에서 쉽게 손실되는 데다 동물성 식품에 비해 흡수량이 적다는 단점이 있다. 따라서 비타민 B6를 섭취하고 싶다면 식물성 식품군보다는 동물성 식품군을 많이 먹자.

비타민C : 포도, 오디, 크랜베리, 파프리카, 케일, 브로콜리, 아스파라거스, 유채, 산수유, 고춧잎, 시금치, 당귀, 신선초, 삼백초, 고구마 등이 있다.

08

천천히 늙고 싶다면
소식해라

'소식하면 건강하다.'라는 말, 누구나 한번쯤 들어 보았으리라 생각한다.

소식은 지금까지 밝혀진 노화 조절법 가운데 가장 효율적이면서 세계의 노화학자들이 입을 모아 그 효과를 인정하고 있는 방법이다. 저산소증을 개선하여 ATP(아데노신 3인산 : 생체 내에서 직접적인 에너지원으로 이용되는 물질) 생성을 유지시키고 세포 손상과 세포가 죽는 것을 막는다. 그렇게 되면 몸 안에 염증이 생기는 것을 막고 활성산소와 활성질소가 덜 만들어지게 돼서 노화를 억제하는 것으로 알려져 있다.

세계적인 노화학자인 유병팔 교수(텍사스 주립대 의대 교수, 노화연구소장)는 흰쥐에게 먹이를 15퍼센트, 20퍼센트, 40퍼센트씩 줄여서 먹이고 수명 연장 효과가 어떻게 나타나는지 살펴봤다. 결과를 검토해 보니 40퍼센트 줄여 먹인 쥐가 수명 연장 효과가 가장 좋았으며, 평균 수명이 40퍼센트 정도 늘어났다고 한다.

미국 국립노화연구소의 라쓰 박사 팀도 원숭이에게 먹이를 10퍼센트, 20퍼센트, 30퍼센트씩 줄여 먹인 실험을 한 결과 30퍼센트 줄여 먹인 집단의 효과가 가장 좋았다고 한다. 위의 두 가지 실험 결과만 보더라도 소식을 하면 노화가 억제되고 장수하는 것을 보여 준다.

소식을 하더라도 빼놓지 말아야 할 음식이 있다.

1. 콩

콩을 자주 먹으면 영양 부실을 막아서 건강을 유지할 수 있다. 우리나라에서도 마늘이나 콩 재배가 많은 지역이 장수촌으로 밝혀졌다. 콩은 '밭에서 나는 쇠고기'라고 불릴 만큼 식물성 단백질이 풍부하고 특히 곡류에 부족한 라이신, 시스테인, 트립토판을 비롯하여 아르기닌, 글루타민산 등의 아미노산이 풍부하게 들어 있다. 또한 칼륨, 칼슘, 인, 비타민B1 및 B2 등이 들어 있고, 비타민E가 상당량 들어 있어 미용과 노화방지에도 좋다. 게다가 불포화지방산이 들어 있어 콜레스테롤을 줄여 주어 동맥경화를 예방하고, 혈덩을 떨어뜨리므로 당뇨병에 좋으며 혈압상승을 억제한다.

콩에 들어 있는 이소플라본은 여성 호르몬인 에스트로겐과 구조가 비슷하여 식물성 에스트로겐이라고 불린다. 그중 제니스틴(genistein)이란 물질은 뼈의 형성을 촉진하여 골다공증을 예방하고 악성종양의 증식을 억제하여 유방암, 직장암, 전립선암 등에 대한 항암 효과를 나타낸다. 동맥경화, 심장병, 뇌졸중(중풍)의 예방과 치료에도 좋고 안면홍조, 과민반응, 수면장애 등의 갱년기 장애 증상의 개선에도 도움이 된다.

콩은 단맛의 중간 성질인데 몸에 좋은 효능이 한두 가지가 아니다. 특히 해독 효과가 뛰어나서 예로부터 해독제로 쓰여 왔다. 검은콩과 감초를 함께 달인 '감두탕'은 각종 약물에 중독되었을 때 가장 흔히 쓰는 해독제이다.

온갖 식품공해와 중금속에 오염된 식재료가 많아지면서 식생활이 위협받고 있는 요즘에 반드시 먹어야 하는 음식이 바로 콩이다.

2. 고구마

고구마를 많이 먹는 지역에는 공통점이 하나 있다. 다른 지역보다 오래 사는 사람들이 많다는 사실이다. 남태평양에 있는 '통가왕국'이라는 작은 나라는 국민 대부분이 장수하고 성인병이 적다고 하는데, 그 비결이 바로 고구마를 주식으로 하는 식습관에 있다는 것이 조사에서 밝혀졌다.

또 일본의 오키나와 역시 세계적인 장수촌으로 유명하다. 특히 1993년에 일본 최고의 장수촌으로 지정된 오키나와 북부의 오기미 마을에서는 40, 50년 전부터 고구마를 주식으로 삼아왔다고 한다. 지금도 하루 한 끼 이상 고구마를 먹는 노인들이 적지 않다. 오키나와 사람들의 장수 비결에는 삶은 돼지고기, 신선한 해산물, 채소와 함께 고구마를 즐기는 습관이 있었다. 일본 최대의 고구마 산지인 가고시마 지역 사람들도 장수 비결로 고구마를 꼽았다. 가고시마에는 고구마로 만든 음료수, 술, 빵, 과자, 아이스크림 등 다양한 고구마 가공식품이 있는데 이들 식품을 꾸준히 먹어서 장수하게 되었다.

최근에는 미국 항공우주국에서 우주시대 식량자원으로 고구마를 선정했는데, 우주정거장에서 고구마를 재배해 우주식품으로 활용할 계획이라고 한다. 한 끼 식사로 먹을 수 있을 뿐 아니라 각종 영양 성분이 풍부하고 잎과 줄기까지 활용이 가능하므로 우주식품으로 선정되었던 셈이다.

고구마의 원산지는 중앙아메리카인데 콜럼버스 일행이 인디언들에게 고구마 식사를 대접받고 돌아와서는 "맛은 밤 같고 모양은 감자 같은 것을 먹었다"라고 전했다. 우리나라에서는 영조 때인 1763년에 조엄이 일본에 통신사로 갔다 오는 길에 대마도에서 구해 온 것을 제주도와 부산에 재배한 것이 시초이다.

고구마는 단맛에 약간 서늘한 성질로 비, 위장을 이롭게 하고 혈을 조화롭게 하며 얼굴색을 좋게 만든다. 고구마를 한 달 정도 꾸준히 먹고 젊어진 것 같다는 사람들이 많다.

그리고 항암, 성인병 예방 효과도 있다. 요즘처럼 공해가 많고, 중금속 오염이 많은 상황이라면 고구마의 항암 효과에 주목해야 한다. 고구마에는 노란색을 내는 색소인 베타카로틴이 많이 들어 있는데, 이게 몸에 들어가면 비타민A로 바뀐다. 베타카로틴은 매우 중요한 항암성분으로 폐암 예방에 좋고, 담배 연기나 공해 물질에 의해 생기는 암을 예방한다. 고구마는 당근, 호박과 함께 폐암을 예방하는 3대 적황색 채소로 알려져 있다.

고구마에는 감자보다 비타민C가 두 배 정도나 많이 있어서 비타민C가 부족하기 쉬운 겨울철에 간식으로 먹으면 좋다. 특히 우리나라에선 고구마가 겨울에 제철이기 때문에 구하기도 쉽고 조리하기도 편하고 좋다. 그리고 담배를 너무 피우는 사람이라면 고구마를 많이 먹는 게 좋다. 담배를 피우면 비타민C가 엄청나게 소모되기 때문이다. 더욱이 고구마의 비타민C는 전분에 둘러싸여 있어 열에 보호되기 때문에 굽거나 삶아도 손실이 적게 된다. 또한 고구마에는 칼륨이 많이 들어 있어 몸속의 염분(나트륨)을 밖으로 배출시켜 주므로 고혈압 방지에 좋다. 또 비타민E가 많아 활성산소를 억제하는 항산화 작용이 있으므로 성인병 예방과 뇌 기능유지, 노화방지에도 좋다.

나는 밥 지을 때 검정콩을 수년째 넣어서 먹고 있다. 된장찌개, 청국장, 콩나물, 두부 역시 콩으로 만들어졌기 때문에 자주 먹으면 좋은 음식이다. 고구마도 마찬가지이다. 아이들 간식에도 좋고 다이어트에도 좋다. 소식하면서 노화와 장수에 좋은 콩과 고구마로 천천히 늙어가자.

09
체온을 높이면 살이 빠지고, 몸이 차가우면 지방이 쌓인다

"저체온 때문에 살찌고 있다."라는 말, 혹시 들어본 적 있는가? '체온이 떨어지면 살이 찐다고? 무슨 말도 안 되는 소리야!'라고 생각할지도 모르겠다. 그러면 이런 표현은 어떨까? "신진대사가 약해서 살찌고 있다."

'신진대사'란 쉽게 말해 몸속에서 다양한 물질이 생성되고 교체되는 과정 전반을 가리킨다. 가령 몸속에 에너지나 몸의 재료를 만드는 공장이 있다고 가정할 때, 이를 위한 재료 구입에서 가공, 유통, 폐기물 처리까지의 모든 과정이 포함된다.

'신진대사가 약해졌다'는 것은 이러한 과정이 원활히 진행되지 않고 어딘가에서 정체되어 전체적인 가동이 활발하지 않게 된 상태이다. 그 결과 재료나 재고가 잔뜩 쌓인 것이 비만이다.

몸이 차가워지면 이 '공장'라인이 제대로 가동되지 않는다. 구체적으로 살펴보면, 체온이 1도 낮아지면 신진대사는 약 12퍼센트 저하된다. 즉, 똑같은 음식을 먹어도 체온이 1도 떨어지면 몸속의 처리 능력은 약 12퍼센트 저하된다. 당연히 그만큼 수분이나 지방이 쌓여 살이 쉽게 찌고 잘 빠지지 않는 몸이 된다. '저체온=신진대사의 쇠퇴'며 이것이 비만과 밀접한 관련이 있다. 또한 신진대사가 쇠퇴하면 고혈압이나 고지혈증에 걸릴 가능성도 커진다.

그렇다면 체온은 왜 낮아지는 것일까?

첫 번째, 운동 부족이다.

몸속에서 열을 가장 많이 생산하는 기관은 '근육(골격근)'이다. 평균적으로 체온의 40퍼센트 이상은 근육에서 만들어진다. 아무것도 하지 않을 때도 근육은 20퍼센트에 달하는 열을 생산하며, 노동이나 운동을 할 때는 80퍼센트 가까이 생산하는 경우도 있다. 또 근육의 70퍼센트는 하반신에 있다. 따라서 하반신을 중심으로 근육량이 많을수록 근육에서 만들어내는 열은 많아진다.

근육은 사용하지 않으면 점점 쇠퇴한다. 몸의 근육, 특히 하반신의 근육을 사용하는 운동이나 노동을 적게 할수록 근육이 쇠퇴해 열의 생산량이 줄어들고 저체온이 되기 쉽다.

두 번째, 과식이다.

과식을 비만의 직접적인 원인으로만 주목하기 쉬운데, 사실은 저체온의 중요한 원인이기도 하다. 음식을 먹으면 체온이 올라가고 먹지 않으면 몸이 식는다고 생각하는 사람이 많지만 사실은 정반대이다.

새가 알을 부화시킬 때는 거의 먹지도 마시지도 않고 2~3주에 걸쳐 알을 품는다. 하루 한 번 아주 소량의 모이와 물을 먹을 뿐이다. 이것은 소식(小食)을 하는 편이 체열이 높아지고, 또 그것을 유지할 수 있기 때문이다.

음식을 많이 섭취하면 그것을 소화하기 위해 혈액이 위로 몰리기 때문에 가장 큰 산열 기관인 근육으로 향하는 혈액량이 감소한다. 그 결과 체온이 떨어지게 된다. (식사 직후에는 다소 오르지만, 그 후에는 오히려 하락한다.)

위장에 부담을 주지 않는 식사법을 실천하는 것이 중요하다. 그렇게 하면 '체온상승－대사항진－비만해소'라는 좋은 흐름을 만들 수 있다.

세 번째, 스트레스이다.

스트레스를 지나치게 많이 받는 생활은 교감신경이 우위가 되어 혈관이 수축되는 시간이 길어지기 때문에 온몸의 혈액 흐름이 나빠진다. 그 결과 저체온이 되게 된다.

네 번째, 의약품 과잉 섭취이다.

우리 주변에 있는 대부분의 화학물질, 즉 화학약품과 식품 첨가물 등은 몸을 차갑게 하는 작용을 한다. 그중에서도 해열 진통제와 스테로이드제, 항암제는 몸을 차갑게 하는 효과가 강한 약이다. 예를 들어 류머티즘이나 관절통의 통증을 멈추기 위해 진통제를 사용하면 일시적으로는 통증을 없앨 수 있지만, 조금 긴 안목으로 보자면 몸을 차갑게 해 더 큰 통증의 원인이 된다는 점이다.

도저히 참을 수 없을 정도가 되기 전까지는 약을 자제하고 반대로 몸을 따뜻하게 하는 것이 중요하다. 현대인이 화학물질과 관계를 끊고 산다는 것은 매우 어려운 일이지만, 되도록 피하는 편이 저체온을 개선하는데 도움이 된다.

다섯 번째, 여름의 냉방이다.

최근에는 겨울보다 여름의 냉증에 따른 결림이나 통증, 설사, 생리통, 생리불순 등을 호소하는 사람이 늘어났다. 여름철 냉증이 1년 내내 계속되는 사람도 많아졌다. 저체온과 비만의 원인이 여기에 있는 사람도 있다.

여름철 냉방기기에 너무 의존하지 말고 의복 등으로 냉방 대책을 세우는 것이 저체온과 비만을 막기 위한 대비책이 될 수 있다.

여섯 번째, 몸을 차갑게 하는 식품의 과잉 섭취이다.

흰 빵, 우동, 백미, 맥주, 커피, 백설탕, 마요네즈, 과자, 기름, 버터, 녹차 등이 있다.

냉증, 저체온증은 다이어트를 방해할 뿐만 아니라 다양한 질병도 유발한다. 또한 면역에도 크게 관여한다. 체온이 1도 떨어지면 면역력은 30퍼센트 이상 저하된다는 사실이 밝혀졌다. 즉, 저체온이 진행될수록 감기나 대상포진 같은 감염증, 암 등에 걸릴 위험이 커지게 된다. 반대로 체온이 1도 높아지면 면역세포가 5~6배 활성화된다는 연구 결과가 미국에서 발표되었다. 실제로 암세포는 섭씨 35도 이하의 환경에서 가장 잘 증식하고 섭씨 39.9도에서 사멸한다는 사실이 밝혀졌으며, 이를 이용한 온열 요법도 개발되었다.

체온만 높아도 살이 빠지고 면역력에도 좋다. 생활 속 체온이 낮아지는 원인을 조금씩 제거해서 몸속 지방을 쌓아두지 말자.

체온을 높여 살을 빼는 음식 아이템

생강

예로부터 민간요법에도 자주 사용되어 온 생강은 원래 한약을 만들 때 없어서는 안 되는 생약 중 하나이다. 이것은 생강이 자연의 만병통치약이라고 불릴 만큼 큰 효과를 지니고 있기 때문이다. 그중에서 대표적인 것이 몸을 따뜻하게 하고 발한과 배뇨를 촉진하는 작용이다. 그래서 생강을 먹으면 금방 몸이 따뜻해지고 땀이 난다. 생강과 같은 '뿌리채소'는 하반신을 따뜻하게 해준다. 특히 홍차와 생강을 함께 먹으면 최강의 조합이다.

<생강 홍차 만드는 법>

① 엄지손가락 크기 정도 되는 생강 한쪽의 껍질을 벗긴다. 깨끗하게 씻은 다음 껍질째 갈아도 무방하다.

② 홍차를 만든다. 티백을 사용해도, 티 포트를 사용해도 된다.

③ 홍차에 ①의 생강을 짠 즙을 작은 티스푼으로 1~2스푼 넣는다. 생강의 섬유질을 신경 쓰지 않고 마실 수 있는 사람은 간 생강을 짜지 않고 그냥 넣어도 무방하다.

④ 취향에 따라 흑설탕이나 벌꿀을 넣고 잘 저으면 완성된다.

변비가 있는 사람은 생강을 짜지 않고 간 채로 넣으면 식이섬유를 섭취할 수 있어 변비 개선에도 도움이 된다.

당근 사과주스

생강만큼은 아니지만 당근 역시 몸을 따뜻하게 하는 효과가 있다. 당근과 사과를 합쳐서 만든 당근 사과주스는 몸을 따뜻하게 해줄 뿐만 아니라 인체에 필요한 비타민과 미네랄이 거의 전부 담겨 있다.

<당근 사과주스 만드는 법>

① 당근 2개(약 400그램)와 사과 1개(약 300그램)를 깨끗하게 씻는다.

② 껍질째 적당한 크기로 잘라 주스기에 넣고 돌린다. (믹서기가 아닌 주스기에 갈아 만든다.)

10

내가 먹는 음식이
곧 피부가 된다

푸석하고 건조해진 피부! 음식으로 생기를 더 할 수 있다. 음식을 통해 노화를 방지할 수 있다는 것은 가장 자연적이고도 효과적이고 또한 경제적이다. 병을 비롯해 노화까지 방지할 수 있다는 것은 새삼 음식의 중요성을 일깨운다. 내가 먹는 음식은 곧 피부가 된다는 것을 잊지 말자. 음식을 가려먹는 만큼 피부는 생기를 더한다.

니콜라스 페리콘(Nicholas Perricone) 박사는 단지 식단을 바꾸는 것만으로 잔주름을 없애며 노화의 속도를 천천히 늦출수 있다는 이론을 내세운 피부과학의 세계적 권위자다. 그에 따르면 특정 음식을 잘 섭취하면 단 30일 만에 10년은 젊어

보일 수 있다고 한다. 다소 과장된 이야기겠지만, 그만큼 좋은 음식이 피부 건강에도 중요하다는 건 분명한 사실이 아닐 수 없다. 먹는 음식이 곧 내 몸이 된다는 생각으로 오늘부터 식탁의 메뉴를 바꿔 보는 것은 어떨까?

식생활을 통해 미국의 유명한 노화방지 전문가 니콜라스 페리콘 박사가 권하는 피부 노화방지 10대 식품을 소개한다.

▶ 항산화제가 풍부하게 들어 있는 **과일류**(딸기, 사과 등)

▶ 독소와 발암을 제거해 주는 **마늘**

▶ 섬유질이 풍부한 **보리**

▶ 콜레스테롤과 혈압을 낮추고 면역력을 높이는 **녹색 채소** (양상추, 브로콜리 등)

▶ 단백질과 아미노사이 풍부한 **메밀**

▶ 항산화제와 엽산, 칼륨이 풍부한 **콩**

▶ 비타민C가 풍부하고 지방을 연소시키는 **고추**

▶ 오메가3 지방이 풍부한 **견과류**

▶ 단백질과 비타민C가 풍부한 **양배추**

▶ 면역기능을 돕는 **요구르트**

여기에 콜라겐을 더하면 금상첨화다.

그렇다면 콜라겐을 증강시켜 젊고 탄력 있는 피부로 재탄

생할 수 있는 비법이 있을까? 줄어드는 콜라겐의 생성을 촉진하기 위해서는 식사요법이 중요한데 육류나 생선의 뼈, 연골, 껍질 등에 콜라겐이 많은 것으로 알려져 있다.

문제는 콜라겐은 음식물을 통해 섭취하더라도 체내에서 잘 흡수되지 않고 쉽게 배출된다는 점이다. 이때 콜라겐의 체내 협착을 도와주고 생성을 촉진시켜 주는 게 비타민C다. 비타민C는 콜라겐 형성에 필수영양소가 된다.

콜라겐 형성에 필수영양소인 비타민C를 같이 먹게 되면, 체내 콜라겐 합성이 늘어나면서 주름 없는 탱탱한 젊은 피부를 만드는데 아주 효과적이다.

다음은 콜라겐이 다량 함유된 음식이다. 기억해 두었다가 꼭 챙겨먹자.

- ▶ 대중 음식으로 자리한 **족발**
- ▶ 근육 관절과 피부에 탄력을 주며 당뇨, 빈혈에 좋고 산후 보양식으로 많이 먹는 **소꼬리탕**
- ▶ 겨울철 보양식 콜라겐 덩어리 **도가니탕**
- ▶ 일상에서 쉽게 구할 수 있는 **닭발**
- ▶ 콜라겐과 무기질이 많고 피하지방을 연소해 주는 **두충차**
- ▶ 콜라겐과 비타민C 및 무기질의 칼슘과 인, 철, 단백질과 탄수화물 성분이 다 들어 있는 **감잎차**

▸ 대중적인 외식 음식 **돼지껍질**

▸ 세포를 튼튼히 결합해 주는 단백질이 듬뿍 들어 있는 **가자미 지느러미**

▸ 일상에서 손쉽게 구할 수 있는 대중식품인 **닭 날개**

▸ 비타민C, 콜라겐이 함유된 숙취해소에 좋은 **곶감**

그 외 천연 비타민 음식도 소개한다.

▸ 비타민A : 토마토, 당근, 시금치, 피망, 배추, 장어, 치즈, 달걀노른자, 우유, 호박, 대구, 갈치 등이 비타민A가 함유된 대표 음식이다. 비타민A는 전문용어로 레티놀(retinol)이며 피부 건강에 도움을 주고 정상 시력을 유지시킨다.

▸ 비타민B : 콩, 두부, 청국장, 돼지고기, 김, 참깨, 우유, 땅콩, 달걀, 표고버섯 등이 비타민B의 대표 음식이며 비타민B2는 전문용어로 리보플라빈(riboflavin)이라고 한다. 성장 발육에 도움을 주고 피부 점막을 보호한다.

▸ 비타민C : 귤, 레몬, 오렌지, 감, 자몽, 딸기, 사과, 양배추, 무, 시금치, 고추, 녹차 등이 대표적인 비타민C 식품이며 비타민C는 전문용어로 아스코르빈산(ascorbic acid)라고 한다. 피부에 탄력을 주는 콜라겐을 생성한다.

▸ 비타민E : 우유, 식물성 기름, 밀이나 쌀의 씨눈, 알의 노
른자위, 채소의 푸른 잎 등이 비타민E의 대표적인 음식
이며 비타민E는 전문용어로 토코페롤(tocopherol)이다. 이
는 몸의 산화를 방지하고 생식 기능을 강화한다.

몸이 아무리 예쁘고 좋아도 피부가 죽으면 너무 속상하지
않은가? 괜찮겠지 싶어 소홀히 하다 후회한다. 좋은 음식 꾸
준히 섭취하여 피부 생기를 되찾고 피부미인이 되어 보자.

11

배가 고픈 것인가? 마음이 고픈 것인가?
엄마의 마음에도 운동이 필요하다

정말 배가 고파서 음식을 먹게 되기도 하지만 우울하거나 마음이 공허해도, 혹은 스트레스 지수가 높을 때도 배고픔을 느낄 수 있다. 이때 배고픔을 느끼게 하는 것은 위나 장이 아닌 뇌다. 뇌의 포만중추는 감정의 영향을 받아 몸과 마음이 편안할 때는 만족감을 느끼고 분노나 외로움, 슬픔, 강박 등의 부정적인 감정이 생기면 식욕이 돋는다.

왜 그럴까? 일반적으로 몸 안에 에너지가 부족해지면 뇌에서 '코르티솔'이라는 호르몬이 분비돼 식욕이 느껴지게 된다. 우울하거나 짜증 날 때도 뇌에서 코르티솔이라는 호르몬이 나오면서 식욕억제 호르몬의 분비를 감소시켜 배고픔을 느끼게 한다. 이렇듯 감정으로 인해 생기는 배고픔이 '감정적 허기'다.

그렇다면 내가 진짜 배가 고픈 것인지 아니면 감정적 허기인지 어떻게 구별할 수 있을까? 신체적 허기는 뱃속에서 꼬르륵 소리가 나고 속이 쓰리는 등 신체적 증상이 나타나고 배가 불렀을 때 식사를 멈출 수 있는 것을 말한다. 반면에 감정적 허기는 주로 식사 후 3시간 이내에 갑자기 떡볶이나 초콜릿처럼 자극적인 맛의 특정 음식이 당기거나 배가 불러도 숟가락을 놓지 못하는 것을 말한다.

나 같은 경우 스트레스가 극도로 쌓이면 매운 것이 그렇게 당긴다. 먹고 나면 속이 따갑고 위가 아프다. 남편이랑 부부싸움을 했거나 아이들이 속상하게 할 때나 사소한 인간관계의 서운함 등 이런 일들은 예고 없이 찾아온다. 그때마다 매운 게 당긴다. 그렇다고 매번 먹을 수도 없는 노릇이다. 음식이 주는 달콤한 위로는 잠깐이다. 음식을 대신할 친구를 찾아보자.

하지만 우리 엄마들은 친구 만나기도 쉽지 않다. 대부분 가정이 있어 급작스럽게 나올 수 있는 친구도 잘 없을뿐더러 나의 속상함을 모두 털어놓기도 쉽지 않다. 잘못하다간 내 얼굴에 침 뱉기가 될 수도 있다.

나 같은 경우 내 허물까지 보듬어주고 속내를 털어놓을 수 있는 친구는 저 멀리 부산에 있다. 서로 아이 키우고 사느라 만날 여력이 없다. 친정도 부산이라 마찬가지이다. 내 사람들을 만나 좋은 시간을 가지면 그 자체로 힐링이겠지만 매번 기대할 수도 없다. 스스로 이겨낼 수 있는 방법을 찾아야 한다. 내가 마음이 힘들 때나 스트레스가 쌓였을 때 견디고 버틸 수 있었던 두 가지 방법을 소개하겠다.

첫 번째는 독서이다.

듣자마자 "하, 식상해"라고 할지도 모르겠다. 원래 정답은 멀리 있지 않다. 내가 책을 좋아하게 된 계기는 우연히 추리 소설을 읽고 나서 몰입을 경험하면서부터다.

책을 읽는 동안은 책에 빠져 모든 것을 잊을 수 있었다. 너무 재밌어서 책에 감탄했고 그것을 계기로 다양한 책에 빠져들었다. 아이를 키우는 동안 육아가 너무 힘들면 책을 찾았고 모르는 것이 있을 때도 책을 찾았다.

마음이 힘들거나 외로울 때도 책을 찾았다. 책의 분야는 정말 다양하다. 육아, 심리, 인간관계, 재테크, 종교, 다이어트 등 카테고리만 보아도 다양한 분야가 있다. 입맛에 따라 골라 읽을거리가 무궁무진하다.

매번 책을 사기가 부담되니 집 근처 도서관이 있다면 도서관에 가자. 도서관엔 특유의 에너지가 있다. 무언가 몰두하고 있는 사람들을 보는 것만으로도 좋은 에너지를 받고 왔다. 마음에 드는 책을 대여해서 가져오면 행복감을 느꼈다. 좋은 책을 만나면 또 다른 좋은 책을 찾아 나섰고 그것이 계속 선순환이 되어 내게 좋은 영향을 가져다주었다. 집 근처에 도서관이 없다면 요즘은 괜찮은 독서 어플도 많다.

나 같은 경우는 '밀리의 서재' 어플을 쓰는데 도서관에 가지 않고 다양한 책을 집에서 편안하게 읽을 수 있다. 그리고 설거지나 청소할 때 오디오 북을 듣는다. '오디오 북'이란 음성으로 책을 듣는 것이다. 길을 걸을 때나 운전할 때 혹은 청소나 설거지할 때 듣기에 안성맞춤이다. 조금 어렵다 싶은 책은 눈으로 읽을 때보다 집중이 더 잘되는 장점도 있다. 밀리의 서재는 한 달에 '만 원'가량으로 수만 가지 책을 읽을 수 있다. 나는 전자책 리더기를 따로 구매했다. 외출할 때 무거운 책을 들고 다닐 필요 없이 전자리더기만 챙겨서 책을 읽곤 한다. 그리고 정말 가볍고 얇다. 정말 좋은 세상이다. 핸드폰은 빛이 강해 글자를 오래 보면 눈이 빨리 피로해진다. 도서관이든 독서 어플이든 책을 읽을 수 있는 환경을 만들어 노력해보자.

내 마음의 운동, 두 번째는 자연이다. 십여 년 전 가족들과 강원도 산골로 캠핑을 하였다. 아이들이 좋아할 것이라 생각하고 간 것이었는데 되려 내가 힐링받고 왔다. 자연 속에서 계속 물 흐르는 소리, 새소리만 들어도 기분이 좋았다. 아무것도 하지 않아도 자연이 주는 편안함을 느끼며 내 마음속 온갖 쓰레기들이 씻어 내려가는 것 같았다.

그때부터 삶이 지칠 때마다 집 근처 산을 찾았다. 답답하거나 마음이 허할 때마다 자연이 그리웠다. 매번 강원도로 캠핑을 떠날 수는 없었다. 집 근처 산에만 다녀와도 마음이 한결 치유되었다. 산은 내게 괜찮다며 마치 엄마처럼 보듬어주는 것 같았다. 같은 세상이지만 자연과 산은 다른 세상에 온 듯한 느낌을 주었다. 공기부터 다르다. 산을 올라갈 땐 마음속 분노감에 올라갔다가 내려올 적엔 모든 분노가 사라져 있었다. 정말이다. 내 말이 진짜인지 아닌지 꼭 확인해 보길 바란다. 마법처럼 감정이 누그러져 있고 차분해진다.

바쁘게 돌아가는 세상, 가족들 챙기고 살림하느라 정작 가장 중요한 나의 마음을 챙기는 것은 쉽지 않다. 하지만 엄마들의 마음 운동은 꼭 필요하다. 삶이 힘들 때나 지칠 때 책과 자연을 가까이 해보자. 거짓말처럼 치유되고 성숙해지는 경험을 하게 된다. 아이들만 도서관에 갈 것이 아니라 우리 엄마들도 함께하자.

우리가 하는 생각이 우리를 모양 짓는다.

−붓다

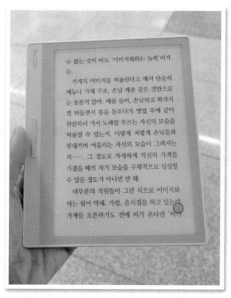

〈사진 53〉
외출할 때도 책은 손에서 벗어나지 않는다.
읽는 책이 무거울 땐 전자리더기로 대신한다.
지하철을 기다리며 한 컷.

12

무쏘의 뿔처럼
혼자서 가라

운동 습관이 어느 정도 자리를 잡아 헬스장으로 매일 출근할 때였다. 헬스장을 오래 다니다 보니 회원 분들과 자연스럽게 얼굴도 익히고 인사 정도는 하는 사이가 되었다. 늘 혼자 다니다가 아는 사람이 늘어나니 좋았다.

문제는 친해지는 사람들이 늘어갈수록 '나를 걱정한다는 뜻'으로 이런저런 얘기를 한다는 점이다. 내가 열심히 운동을 하고 있으면 "어머, 은주 씨 운동선수도 아닌데 운동을 왜 그렇게 열심히 해요?"라든지 "살 그만 빼요. 너무 빼면 흉해요." 등. 열심히 운동하고 관리하는 내게 사기를 꺾는 소리를 하는 사람들이 한두 명이 아니었다. 매번 웃고 넘겼지만 자주 이런 말을 들으니 속이 상했다. 아니 남이사 운동을 하건 말건 살을 많이 빼건 말건 본인 운동이나 열심히 할 것이지 별걸 다 참견한다는 생각이 들었다. 내 관점일지 모르겠으나 누군가가 열심히 운동하고 있으면 나는 격렬하게 파이팅을 외쳐 줄 것 같은데 말이다.

다이어트를 시작하고 살이 빠지기 시작하면 자신감이 생긴다. 더 열심히 운동하고 관리하는 날이 온다. 그럴 때 꼭 옆에서 사기를 꺾는 사람들은 분명히 존재할 수 있다. 그런 쓸데없는 말에 신경 쓰지 말고 묵묵히 앞으로 나아가면 된다.

나 자신을 온전하게 이해해 주는 사람은 이 세상에 오직 '나'뿐이다. 한번쯤 마음을 다친 어느 날이면 '무소의 뿔처럼 혼자서 가라'는 말이 생각난다. 좋은 친구란 세상에 그리 흔하지 않다. 운동습관이 잡히고 난 후 나는 철저히 혼자서 운동했다. 장거리 훈련을 위해 가끔 동호회나 모임에 나가는 일도 있었다. 그 외에는 묵묵히 혼자였다.

서로 만나 배움이 없는 만남이라면 차라리 혼자 가는 것이 최선이다. 혼자가 외로워 틀에 맞지 않는 사람들과 함께 지낸다는 것은 큰 고역이 아닐 수 없다. 괜히 시간 낭비하며 같이 있는 것보다는 조금은 외롭더라도 혼자서 공부하며 묵묵히 운동하는 길이 더 현실적인 방법이다. 그리고 혼자 걷다 보면 자주는 아니더라도 배울 점이 있거나 나와 성향이 비슷한 친구를 만날 것이다.

사람들은 혼자가 되면 약해지고 외로워한다. 그래서 적당하게 친구들을 사귀고 모임에 나가곤 한다. 그런데 마음에 들지도 않는 친구나 그냥 그런 모임에 다녀오면 마음이 답답해지기도 한다. 한마디로 성에 안 차는 거다. 그런데도 마약에 중독된 것처럼 다음에 또 참석을 한다. 왜 그럴까? 혹시 얻을 것이 없을까 하는 마음 반, 혼자 소외되지는 않을까 염려되는 마음 반으로 참석하는 것 같다. 부질없는 것에 시간 낭비하지 말자. 세상에서 가장 귀한 당신의 시간을 갉아먹는다.

한평생을 '이게 아닌데, 아닌데,' 하면서 끌려가는 삶을 산다면 그것은 불행한 인생이다. 적어도 자기 인생만은 자주적으로 살 수 있어야 한다. 조금은 외로울지라도 무소의 뿔처럼 혼자서 가라. '물속의 고기가 그물을 찢듯이, 집착을 찢어버리고 미련 없이 나와라' '이것은 고기 낚는 낚싯밥이구나'를 깨닫고 거듭거듭 새로 시작하라. 새로운 시작을 통해 인생은 되살아난다.

요즘처럼 타인에 영향을 많이 받는 시대에 남들에게 휘둘리지 않고 온전히 자신만의 생각과 길을 당당하게 걷기 위해서는 나 홀로 묵묵히 가야 한다. 쉽지 않은 길이지만 마음을 다잡고 내 갈 길 열심히 가자.

무소의 뿔처럼 혼자서 가라

게으름 없이 열심히 묵묵히 부단히 홀로 정진하라.

담내지 말고 속이지 말며
갈망하지 말고,
남의 덕을 가리지도 말며
혼탁과 미혹을 버리고
세상의 온갖 애착에서 벗어나
무소의 뿔처럼 혼자서 가라.

의롭지 못한 것을 보고 그릇되고,
굽은 것에 사로잡힌 나쁜 벗을 멀리하라.
탐욕에 빠져 게으른 사람을
가까이하지 말고,
무소의 뿔처럼 혼자서 가라.

널리 배워 진리를 아는
고매하고 총명한 친구와 사귀라.
온갖 이로운 일을 하고 의혹을 떠나
무소의 뿔처럼 혼자서 가라.

여러 가지 맛에
탐착하지 말고 요구하지도 말며
남을 양육하지도 말라.

문전마다 밥을 빌고
어느 집에도 집착하지 말고
무소의 뿔처럼 혼자서 가라.

최고의 목표에 이르기 위해 노력 정진하고
학문을 닦고 마음을 안정시켜
이치를 분명히 알며
자제하고 노력해서
무소의 뿔처럼 혼자서 가라.

동반자들 속에 끼면 쉬거나 머무르거나 또는 여행하는데도
항상 간섭받는다.
그러니 남들이 원치 않는 독립과 자유를 찾아
무소의 뿔처럼 혼자서 가라.

그대가 현명하고 예절 바르고 지혜로운 동반자를 얻는다면
어떠한 난관도 극복하리니, 기쁜 마음으로 생각을 가다듬고 그
와 함께 가라.

그러나 그런 동반자를 얻지 못했거든,
마치 왕이 정복했던 나라를 버리고 가듯
무소의 뿔처럼 혼자서 가라.

불교 경전, 〈숫타니파타〉 중에서

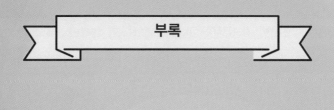

부록

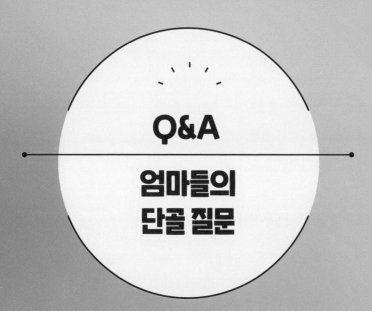

Q&A

엄마들의
단골 질문

1. 야식은 어떻게 참나요?

모처럼 아이들이 일찍 잠이 든 시간. 엄마들은 아이들 재우고 난 시간이 본격적인 자유 시간이다. 이때만큼은 야식의 유혹을 참기가 힘든 것이 사실이다. 하지만 참아야 한다. 본격적인 다이어트 기간에는 되도록 야식은 안 먹는 것이 좋다. 야식은 다이어트에 최악의 적이다.

'오늘만큼은 도저히 못 참겠다. 너무 먹고 싶다!' 하는 날은 그냥 먹자. 너무 스트레스받아도 살이 잘 안 빠진다. 너무 참다가 어느 날 폭식으로 갈 수도 있다. 대신 야식을 먹은 다음 날에는 평소보다 덜 먹자. 운동도 좀 더 하자. 아마도 전날 많이 먹은 것이 걸려서 더 열심히 운동하게 될 것이다. 무조건 제한하고 참는 것이 능사는 아니다.

2. 여행 가서도 다이어트해야 하나요?

열심히 하루하루 다이어트에 매진하고 있는데 그럴 때 꼭 휴가가 끼거나 여행 가야 하는 일정이 생긴다. 살 뺀다고 안 갈 수도 없고 난감하다.

여행 가서도 먹는 것을 제한하고 운동해야 할까? 처음 몇 번은 여행 가서도 먹는 것에 신경을 쓰고 운동하려고 러닝화를 가져가 본 적이 있다. 결과는 더 스트레스받고 신경이 쓰여 여행을 가서도 행복하지 않았다. 안 가느니 못한 여행이 되었다.

여행의 묘미가 뭔가? 그 지역의 맛집을 탐방하고 먹는 재미로

가는 것이 아닌가? 그 후 여행을 가면 마음껏 즐겼다. 맛집도 가고 좋은 곳도 구경하고 먹고 싶은 것도 먹었다. 그깟 체중 몇 킬로그램에 현재 행복을 뺏기고 싶지 않았다.

운동은 여행 다녀와서 평소보다 며칠 좀 더 빡세게 해주면 된다. 다이어트한다고 여행을 평생 안 갈 수도 없는 노릇이다. 마음껏 여행을 즐기고 다녀와서 또다시 열심히 해주면 된다.

3. 살은 빠지는 것 같은데 몸매가 예쁘지 않아요.

살은 빠지는데 예쁜 몸매가 나오지 않는 이유는 근력 때문이다. 거의 99% 확률로 근력운동은 안 하고 유산소운동만 하는 경우가 많다. 헬스장 기구부터 섭렵하자. 유산소운동만 하면 몸이 안 예쁘다. 나이가 들수록 근력운동은 필수다!

단백질도 절대 빼먹지 말자. 단백질을 잘 먹어야 근력운동의 효과를 볼 수 있다.

4. 강력한 식욕으로 먹는 것을 참을 수가 없어요.

식욕은 기본 욕구 중 하나다. 참기 쉽지 않다. 이런 경우 저녁 식사를 일찍 하고 배가 살짝 고픈 상태에서 잠드는 습관을 들이자. 밤에 잠이 들 때 배가 살짝 고프거나 허한 상태에서 잠이 들어야 식욕을 다스릴 수 있다. 괜히 깨어 있으면 더 배가 고프니 일찍 자고 일찍 일어나자.

배가 약간 고픈 상태에서 몸을 길들여야 한다. 조금 허하다고 먹는 습관을 들이면 식욕 다스리기가 더 힘들어진다.

5. 애 낳고 처진 뱃살도 돌아오나요?

100% 돌아온다. 걱정하지 말고 꾸준히 복근운동하길 바란다.
내 배도 심각했다. 3명의 아이를 낳았음에도 모두 다 돌아왔다.
그러니 믿고 해보자.
크런치와 레그레이즈부터 시작해 보자. 그것만으로도 충분하다.

6. 운동하러 가서는 잘하는데 가기까지가 힘들어요. 잘 가는 방법 뭐 없을까요?

운동하러 가서는 잘한다. 문제는 운동하러 가기까지의 과정이
다. 운동하러 가는 것이 너무 귀찮아서 자꾸만 나와 타협한다.
안 되는 이유를 찾는다. 그러다 포기한다. 포기하지 않기 위해 2
가지 방법을 실행해 보자.
첫째, 집 가까운 헬스장을 등록해라.
집이랑 가까운 곳이 최고다. 그래야 멀어서 못 간다는 핑계는 없
앨 수 있다.
둘째, GX 프로그램 중 흥미 있는 프로그램을 찾아라.
헬스장을 등록하기 전 헬스장의 GX 프로그램을 살펴보자. 운
동이 처음이면 당연히 의지가 강해도 꾸준히 가기가 힘이 든다.
GX 프로그램 중 제일 흥미가 가는 것으로 등록해 보자. 여럿이
서 운동하다 보면 확실히 덜 힘들고 운동에 재미를 붙일 수 있

다. 재미가 있어야 꾸준히 오래 운동할 수 있다.

셋째, 시간을 정해 놓아라.

무조건 그 시간이 되면 운동하러 간다. 마치 매일 아침 학교에 가고 회사에 가는 것과 같이 타협은 없다. 무조건이다. 비가 오나 눈이 오나 가는 것이다. 학교나 회사를 무슨 일이 있다고 빠지는가? 절대 안 빠진다. 운동도 마찬가지다.

넷째, 나를 위한 선물을 걸어두자.

목표를 이루면 내게 상을 주도록 하자. 3개월 동안 하루도 빠짐없이 운동하러 가면 3개월 끝나는 날 선물을 주는 것이다. 옷이든 귀걸이든 뭐든 내가 좋아하는 것 무엇이든 좋다. 상품을 걸어두자.

7. 항상 상체만 빠져요. 하체 뚱뚱이는 어떻게 빼야 하나요?

나 역시 하체 비만이었다. 나 같은 경우는 반신욕의 효과를 톡톡히 보았다. 반신욕으로 만성 두통도 없어졌다. 상체에 비해 하체가 유독 비만이라면 반신욕을 병행해 보자. 장담하건데 순환이 잘되면서 하체 살도 빠진다.

8. 다이어트 중 술 마셔도 되나요?

마셔도 된다. 물론 안 마시는 것이 좋다. 하지만 술 마시고 싶을 땐 마시고 다음 날 열심히 운동하고 조금 덜 먹으면 된다. 죄책감 가지지 않아도 된다. 어찌 평생을 음식 제한하고 운동만 하고

살 수 있겠는가. 먹고 싶을 땐 과감히 먹자! 단 안주는 맵고 짠
강한 음식은 피하고, 되도록 담백한 안주로 먹자.

9. 살 빠지니까 가슴도 같이 빠지던데 가슴 지키는 방법 있나요?

가슴만 지키는 방법은 안타깝게도 없다. 체중은 어디 한 군데만
빠지는 것이 아니라 전체적으로 빠진다. 다만 가슴 근육에 탄력
이 생겨서 축 처지는 건 좋아진다.

10. 아들만 셋이라고 했는데 아들 키 크게 하는 운동법이나 비결 있나요?

세 아들 간식으로 삶은 달걀을 자주 먹였다. 둘째 아들이 유독
키가 큰 편인데 첫째 아들과 막내와 비교하면 달걀을 참 좋아했
다. 달걀의 효과를 믿는다. 삶은 달걀을 간식으로 자주 먹이자.
특히 남자아이들에게 운동은 필수다. 어떤 운동이든 아이가 흥
미 있는 운동을 보내자. 에너지를 발산시켜 스트레스를 줄여 학
업에도 좋은 영향이 간다. 그리고 가성비 좋은 달걀을 자주 먹
이자.

11. 평소 웨이트만 즐겨 하는데 더 건장해지고 살은 잘 안 빠져요. 웨이트와 유산소 비율이 궁금합니다.

무엇이든 한 가지만 하는 건 좋지 않다. 웨이트와 유산소를 병행

해 주어야 감량이 잘된다. 나는 보통 유산소와 웨이트 각 1시간씩 운동하는 편이다. 웨이트만 하면 감량 속도가 더디다. 꼭 같이 병행하자. 다이어트는 유산소, 웨이트, 식단 삼박자가 되어야 감량이 잘된다.

버려지는 노력은 없다.

영어 고수로 불리는 사람들은 대개 그 첫 번째 계단을 오르는 순간, '이거구나!' 하는 희열을 맛본 다음에 공부에 재미가 붙었다고 말합니다.

다이어트도 마찬가지입니다. 어느 순간 변화하는 몸을 맛보고 운동하는 재미를 붙입니다. 열심히 다이어트하는데도 살이 빠지지 않는다고 포기하지 마세요. 조금만 더 버티면 훌쩍 빠져 있는 순간이 '반드시' 옵니다.

에필로그

어떤 몸으로 살 것인가는
내가 정한다

실패하지 않고 산다는 건 불가능하다. 지나치게 조심하며
아예 살지 않는 것처럼 산다면 모를까. 그런 삶은 그 자체로
실패다.

엄마로서의 내 삶은 도전의 연속이었다. 20대보다 더 치열
하게 살았다. 살을 빼면서 내 삶은 180도 바뀌었고, 활력이
넘쳤다. 도전은 새로운 성공을 가져왔고, 한 번 성공을 맛본
나는 끊을 수 없었다. 마약보다 더 큰 황홀감에 계속해서 달
렸고, TV 프로그램까지 출연하면서 나름 유명해졌다. 유명해
지고 싶어서 한 게 아님에도 자연스럽게 따라왔다.

나는 멈추지 않을 것이다. 지금의 도전을 계속 이어 나갈
계획이다. 아마도 내 목숨이 다 하는 한 말이다. 사랑하는 세

아들은 그런 엄마를 자랑스러워한다. 나 또한 내가 자랑스럽다.

엄마는 위대하다. 운동하고 자기계발하는 엄마는 더 위대하다. 엄마, 당신의 인생을 살자. 당신은 보석보다 더 빛나는 사람이다.

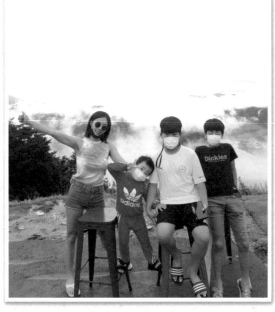

〈사진 54〉 아이들과 함께 한 컷.